黃雅玲 著
董振生 博士 指導、監修

一天只要 1 次

胸椎運動救悶痛

4 秒 12 招
胸椎放鬆操

解除背痛 深化呼吸 增進健康 回復青春 增強活力

第一章

觀念 胸悶、頸背痛、呼吸短淺，就是胸椎出問題！

第二章

胸椎體操第1椎~第3椎

第三章

胸椎體操第4椎~第8椎

第四章

胸椎體操第9椎～第12椎

作者序——黃雅玲

「唉，為什麼我最近這麼背！」我的射手座朋友才剛坐下就直嚷嚷要我幫她看看運勢，看著這位寶寶黯淡的臉，還有肩胛骨明顯地繃住了，兩邊高低不一，高挑的個子卻被綁住似地駝背，整個人就是大寫的「悶」字，不論運勢如何，這樣的身體狀態，心情怎麼會好呢？頭腦如何清明？看待事情如何能有彈性？

「想出運？那得先讓你的背先好起來！」

沒陪她聊命理，倒是直接請她練習起胸椎運動放鬆操，離開時，她說：「咦奇怪！現在突然覺得事情好像沒那麼嚴重了。」看著她釋懷的神情，我為她高興。

如果能讓胸背的悶解除，得到充足的氧氣，身體通暢了，頭腦自然就不打結了！運勢好壞就像天氣有晴有雨，我們無法逃避，但可以學會如何面對與處理，而這套體勢釋放自癒體操就是這種概念。

本書的截稿時期，因為跟我其他的工作撞在一起，即使睡眠不足的情況下，還是得趕進度，有時會覺得自己開始變成悶燒鍋，烘烘地，昏昏地，根本沒什麼工作效率，我知道體內的二氧化碳濃度過高，身體在抗議了。這時，我會乾脆躺下來練習胸椎運動放鬆操後，整個人立刻降溫，原本的混濁感也被清爽取代，我安心了，也有精神繼續再戰。

我們的身體很誠實，若有改善，它的回饋就是非常直接，所以在養生保健的信仰中我相信的是眼見為憑！即使我相當受用，但還是想印證別人是否也能同樣受益？自2015年第一本書頸椎回正自癒操出版至今，屢屢在演講或分享會中，當下看到人們因練習體操所獲得的改善，更加堅定我的推廣決心。

終於，這套「躺著就會好」的脊椎自癒體操三部曲系列完成了！要特別感謝我的老師董振生博士的耐心指導，多年來讓我跟著觀察與學習，知識的累積讓我踏實，更時常提醒我要能放下執念，以全新的角度接納與洞見，這更是我寶貴的收穫。還要謝謝許多勤練這套自癒體操的朋友，給了我繼續前行的動力。

讓我們一起健康吧！

作者粉絲頁
雅玲輕氣功

推薦序——董振生博士

我們都知道一般人的壽命愈來愈長了，這當然是好消息，不過壞消息是，我們似乎不太懂該怎麼把長壽人生過好。

現代人容易有慢性疾病，因為現在的環境因素超過人類所能負荷，例如：高山反應，任何人到了高山難免有不適應的症狀，因為環境的必然因素強過個人的條件，所以本書的概念並非人定勝天，而是天人合一。既然是因為環境負荷過大，暫時以其他方式來輔助活性，誘發基因反應，以達到自癒的目的，不是做治療，而是恢復到原狀。

所以這一系列的脊椎自癒體操，是以體勢釋放醫學為理論基礎，體勢釋放透過輕刺激，促進人體自律神經的自我糾正反應能力，同時誘發個人自身的癒合機制。

本書重點在於胸椎的自癒調整，相較於頸椎與腰椎，一般人對於胸椎的問題比較無感，卻不知因胸椎問題所引起的後遺症，常常攸關性命！胸椎的可轉動性低，若要透過外力按壓的方式去矯正，其實很困難。可是我們卻找尋到一種自體運動療法，能一椎一椎精準地去調整。

雅玲老師所寫的「胸椎運動救悶痛」結合了古代智慧的傳承與重大科學研究成果，以及近20年的輕氣功的臨床經驗，將確認有效的功法精選而出，希望用最精簡的時間達到最大的效能，眼見為憑的效果是本套體操讓人驚艷之處。

雅玲老師的濃厚好奇心是她學習的動力，透過完成這三部曲的著作，她也從中細細探究，多次深刻印証，也許耗費心力無數，但這三本書皆秉持著要讓一般大眾能容易理解的態度，希望大家能親身體驗，學會這套簡單卻高效能的功法。透過此過程重新發現癒合創傷，重新體會舒適的幸福感，並找回自己健康的能力。

祝福大家！

當胸椎角度不良，你的身體會出現以下症狀—

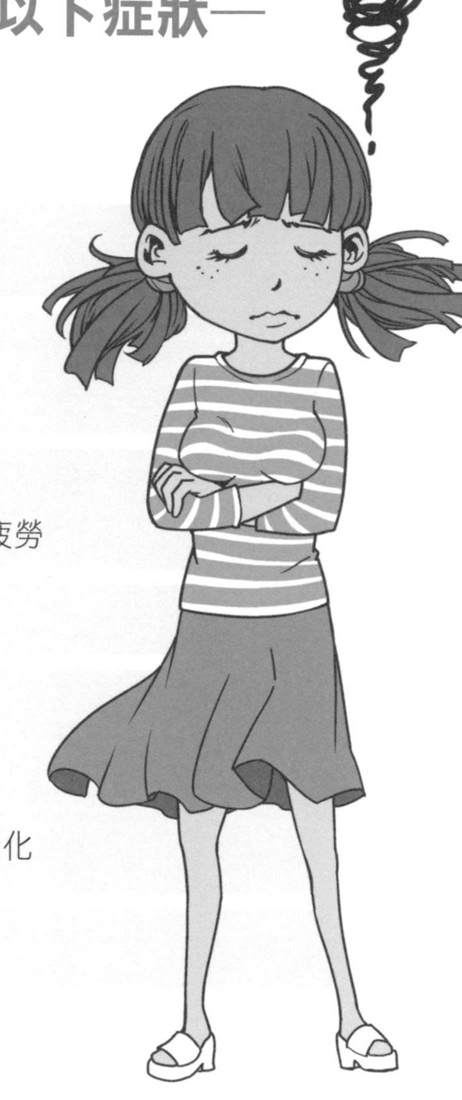

❶ 呼吸不順　❷ 吸氣不足

❸ 肩膀僵硬　❹ 背部僵硬
❺ 肩膀手臂痛（五十肩）

❻ 酸性體質　❼ 手腳冰冷
❽ 過敏體質　❾ 貧血　❿ 疲勞

⓫ 腰痛　⓬ 腰痠

⓭ 新陳代謝異常
⓮ 肝膽分泌異常　⓯ 排便
⓰ 便祕　⓱ 生殖系統提早老化

⓲ 容易抽筋　⓳ 腳麻

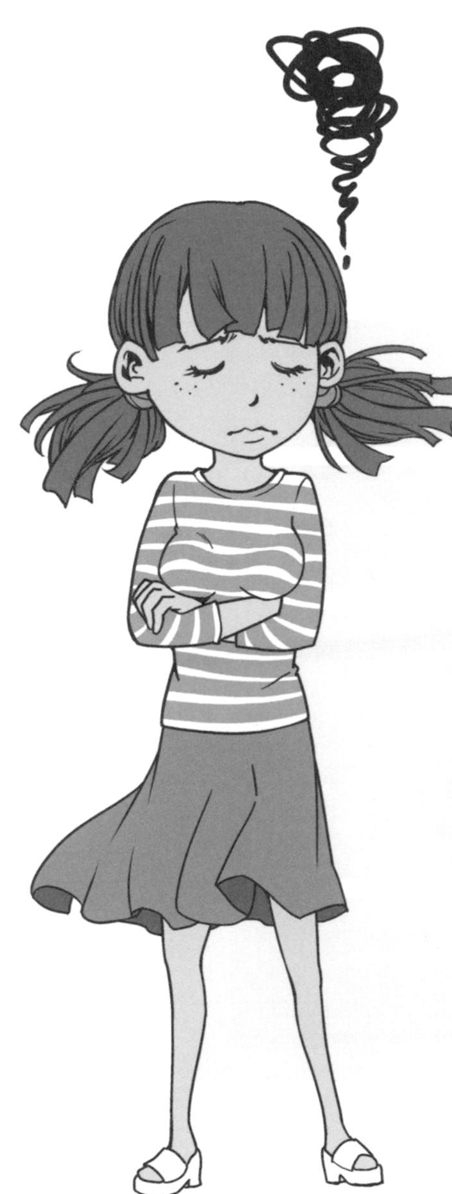

⑳ 自律神經失調 ㉑ 神經衰弱
㉒ 失眠 ㉓ 頭痛

㉔ 扁桃腺發炎 ㉕ 受風寒
㉖ 支氣管炎 ㉗ 咳嗽

㉘ 胸悶 ㉙ 肋間痛
㉚ 心跳過快 ㉛ 狹心症
㉜ 乳腺不通 ㉝ 腋下痛
㉞ 胃酸過多 ㉟ 胃炎
㊱ 十二指腸潰瘍

㊲ 糖尿病 ㊳ 肝病 ㊴ 膽結石
㊵ 慢性腎炎 ㊶ 前列腺肥大
㊷ 頻尿

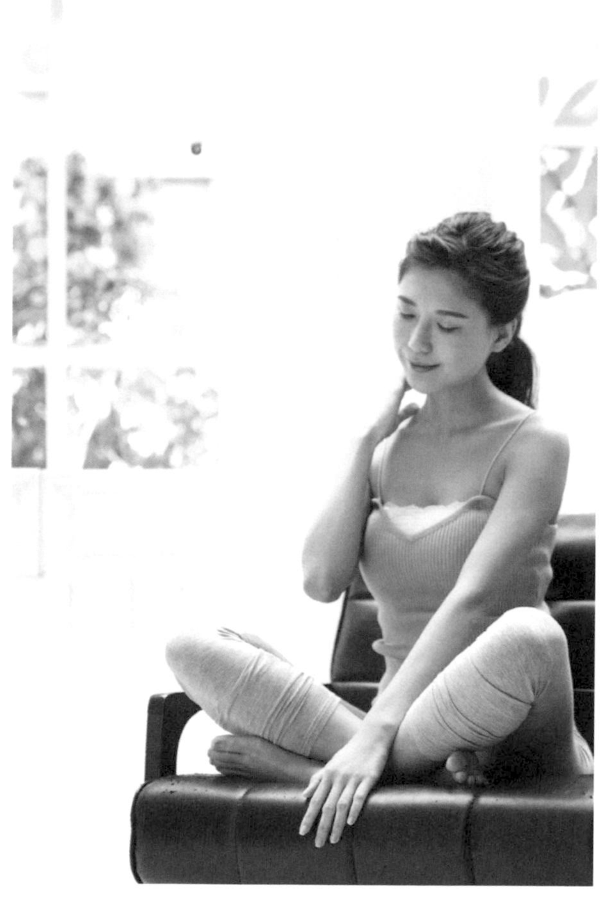

第一章

觀念

胸悶、頸背痛、呼吸短淺，就是胸椎出問題！

KEY WORD

觀念解析

守護內臟、調節神經、順暢呼吸真正關鍵在——胸椎

守護低頭族、抓寶族的頸椎回正操，拯救久坐者的腰椎自癒操，都已上市，現在終於輪到胸椎運動放鬆操上場！這體操能有什麼幫助？麻煩保母車伺候、紅地毯趕緊鋪好，這可是超級明星來也！

頸椎怕緊、腰椎怕酸、胸椎最怕「悶」！

頸椎，因為脖子是所有經絡必經之路，也與大腦的健康息息相關，若太過緊繃，血液流量不佳，營養不夠，氧氣不足，大腦就得拉警報！

腰椎怕酸，因為腰椎或骨盆不正，氣血循環不佳，腰酸到不知該怎麼辦，坐立難安，生殖系統也直接受到衝擊。

而**胸椎怕悶**，不論是背痛的悶，呼吸不順的悶，平時還比較能感受到，但心、肝、腎的「悶」，等我們發覺常常是事態嚴重，得付出極大的代價！

胸椎有穴道、交感神經通過，是中西醫都重視的區域

頸椎七椎、腰椎五節，胸椎就有十二段，數量第一！光從構造上來看，就知道胸椎的重要性！頸椎與腰椎都是自成一格，但胸椎卻有肋骨、胸骨的連結，形成一個籠子的形狀，就像我們會用保險箱將貴重物品保存，胸椎區域緊鄰著心、肝、腎等攸關性命的重要器

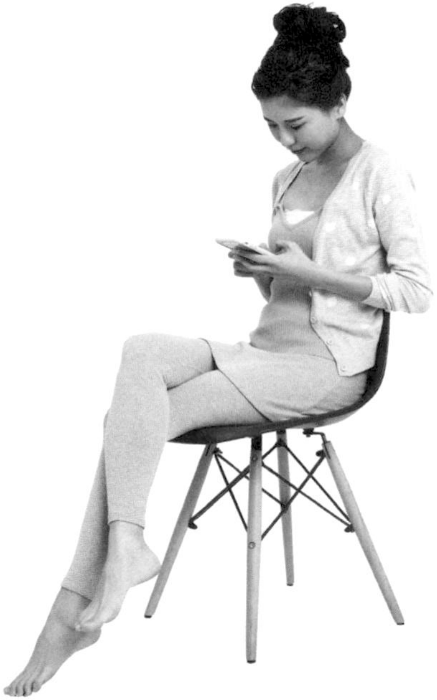

常低頭、姿勢不正，容易造成胸椎歪斜，引起呼吸不順等問題。

官，當然要嚴加保護。

何況胸椎相關的神經會直接影響臟腑的機能，胸椎的脊突兩側，更是中醫救人性命、必定出手的重要穴位群聚所在；同時也是交感神經必經通道，所以胸椎的區域若是出了問題，不但直接影響到重要器官的機能，還會影響交感與副交感神經的平衡，出現自律神經失調的問題；如果是椎體結構偏差，更容易有胸悶、呼吸過淺、背痛、肋間痛、五十肩…等症狀！

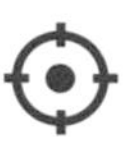

「悶」，就是身體內部要生病的前兆

胸椎區域是總統套房，房客都是VVIP，心、肺、肝、腎等等的重要臟腑，從呼吸功能到消化系統，（除了肺部主要受到頸椎第六、第七椎影響之外），不管哪一位都怠慢不得！

胸椎不好，週邊的肌肉組織緊繃，神經傳導不順、血液循環不良，臟腑直接面臨濡養不足、資源不夠、機能下降的危機！但是他們無法離家出走，只能默默承受，並且用「生病」的方式來表示抗議！這些重量大咖損失不得，所以我們可以透過胸椎運動放鬆操，運動肋骨提升血液循環、神經傳導、調整失衡的結構，來活絡與保養臟腑。

KEY WORD
觀念解析

70％的胸悶、背痛，是胸椎「跑位」！

不論是開心、鬱悶或是受到驚嚇，通常第一個摸到的地方就是胸口，當胸腔部位出現疼痛或不適感，絕大數人頓時會有恐慌感：是心臟出問題嗎？呼吸出狀況嗎？腫瘤嗎？氣胸嗎？所有嚴重的情節，彷彿恐怖片般，瞬間在腦中上演，擔心、害怕、搥胸頓足，胸中鬱結，心肝結歸球！

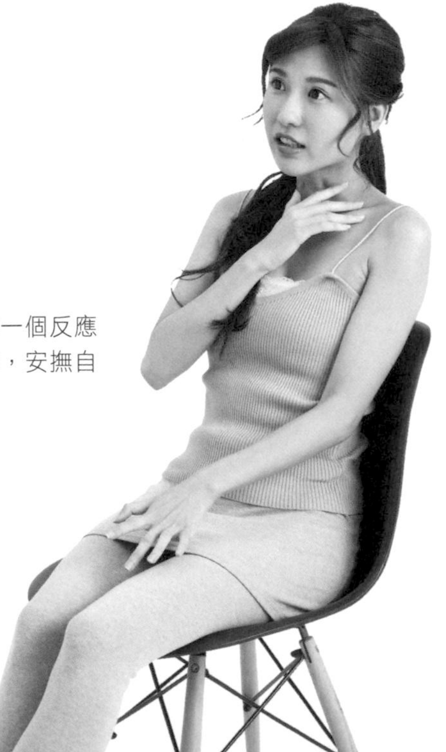

受到驚嚇，第一個反應就是撫摸胸口，安撫自己的情緒。

有許多人更擔心的是：檢查不出原因！因為如果身體真的有狀況，可以趕緊對症治療；但，各種檢查都做了，心臟正常、肺部沒問題，肝、腎平安沒事，也沒長腫瘤，看不出什麼毛病，卻還是不舒服?!

連敵人在哪裡都不知道，這仗怎麼打！於是戰爭片變成了：眼角餘光老是有瞄到些什麼，但一轉身卻又不見了！不適的感覺老是神出鬼沒，讓人寢食難安。身體總感覺，就像是有人捏住你的鼻子、讓你吸不到空氣，即使只有幾秒鐘，也會讓人心生恐慌！

姿勢不良、緊張、壓力、久坐會造成胸椎功能障礙

你常常**低頭滑手**機？

不自覺**伸長脖子**緊盯著電腦螢幕？

再來個懶懶的**駝背**！

這簡直就像是點了個「胸椎問題吃到飽全餐」！

這樣的姿勢容易使胸椎彎曲度增加，相連的肌肉短縮、或被過度拉長，會因此而變得薄弱，長期持續的緊張甚至會造成肌肉纖維化，於是，慢性疼痛，它開始認定你是它一生的最愛！在了解原因之後，我們就不難找到解決之道了！

胸椎區域，最常出現問題的原因，來自於久坐與不當的姿勢！第七頸椎與第一胸椎交接處、第十二胸椎與

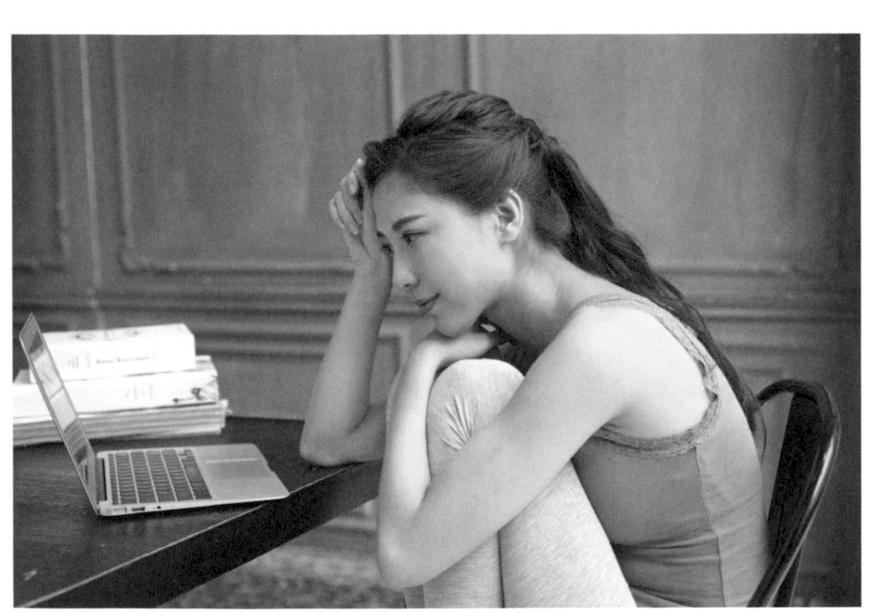

你常常不自覺伸長脖子、緊盯電腦嗎？這個不當的姿勢容易造成肌肉張力增加，對關節、神經造成壓迫。

第一腰椎連結處，這兩個部位是胸椎最容易出現功能障礙的區域！

頭部過度前傾，會讓頸彎增加、也使胸彎增加，影響關節正常運動，為了保持平衡，胸椎的肌肉張力被迫增加，不僅讓人疲勞，還可能壓迫到神經與上肢的血液供給，而且，垂頭彎腰的姿勢，也會使個體的肺活量降低。

透過肋骨運動，胸椎角度自然就能回正

胸椎如此重要，但是做胸椎的矯正很難，因為胸椎與肋骨相連，不像頸椎和腰椎可以轉動的角度大，雖然本身穩固，但也因此受限！完整的胸椎包含肋骨與胸骨，我們可以透過體操的方式自己來調整，一節一節地運動到，不但能夠保養內臟、提升自律神經的協調，還可以讓胸椎的角度回正，快速地緩解肩背的疼痛，特別是肩胛骨附近的不適！

胸椎放鬆體操是結構方面的調整，可以透過肋骨的運動，調整胸椎的角

度，也能鬆開肩胛骨，讓呼吸順暢、血液中的含氧量提升；這對因為胸椎區域結構性問題而造成的肩背酸痛、胸悶等情況改善，有直接的效益。

KEY WORD

治療原理

運用肌肉牽動鬆開胸椎的四大原理

好氣色、好身材、好體力，這樣三好人生，不但是健康的指標，也是幸福的基石。

胸椎一至三椎的保養，對心臟與氣血循環有益，氣色會好。

四至八椎對應著肝臟與消化系統，營養吸收蘊化，讓身體的能量得以飽滿，而且有助身材雕塑，該豐滿的、該有曲線的不會亂了套！

第九椎至第十二椎則是抗老化的所在，因為保養此段對腎臟機能有助，也能增強體力、減少疲勞。

胸椎操的設計，可以直接按摩到臟腑，改善循環、呼吸、消化等系統，守護生命力，抗老化就從胸椎體操做起。

脊椎影響體內臟腑

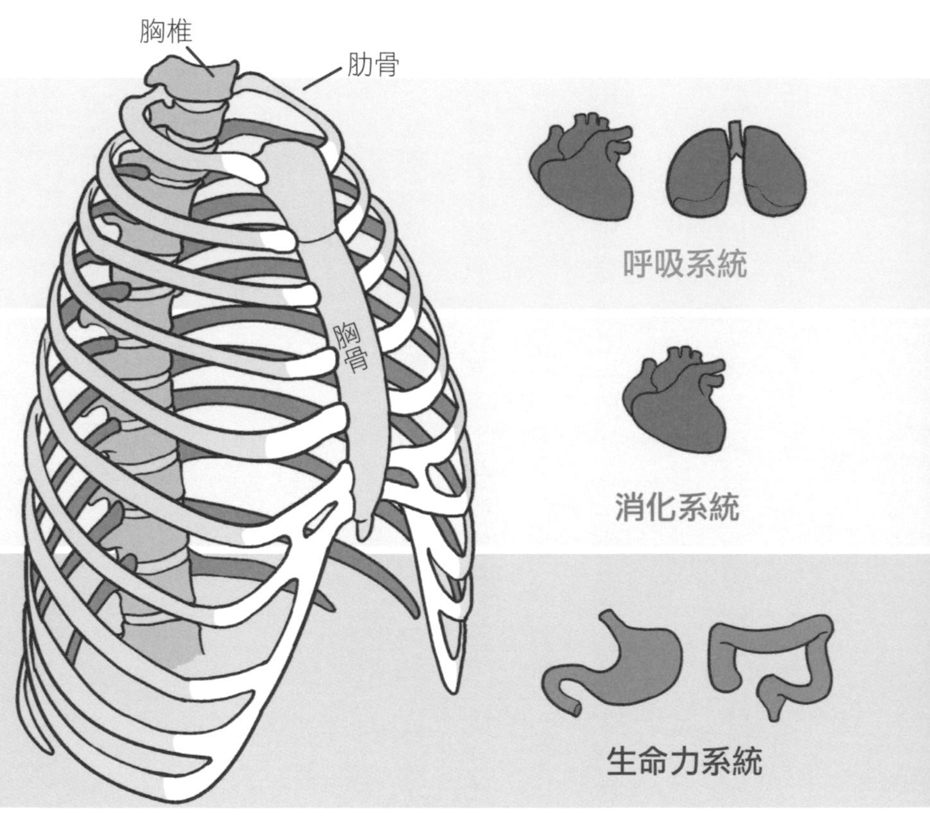

胸椎 1-3 椎是主管心臟和肺，4-8 椎影響消化系統，9-12 椎是推動腎的機能。

另外，對於體溫的調節，莫名的胸悶、呼吸不順，五十肩、背痛，抽筋、自律神經失調，失眠障礙…等現代人備受苦惱的問題，也能透過練習而得到改善。

只要4秒鐘，胸椎運動放鬆操，精準調整每一節胸椎與肋骨

我們的胸椎是最強壯的結構，但受到壓迫時，椎型變了，會讓頸椎、腰椎連帶產生偏差；胸椎是個籠子形狀，按理說不易變形，除非是胸椎的肋骨排列出問題、或有岔氣的情況，但要直接矯正胸椎很難，不像肩頸緊或腰酸背痛、四肢酸痛，都可請人按摩，因為連專業人士都很難直接按到胸椎關鍵區。

原理1　肌肉牽動與舒張，撐開胸椎椎節

胸椎標準的結構同時兼具**內凹**與**外凸**的；而且胸椎本身很堅固，無法直接透過外力調整，因此我們可以從與它緊密相連的肋骨來著手，而且透過肌肉的牽動與背部的舒張、收縮來活動兩側的肋骨，藉此調整胸椎的角度。

以胸椎的曲線來看，**當一至三椎有狀況時，胸椎會過度內凹**，所以要適度地往外擠；四至六椎較平緩，但要注意的是，不良姿勢會讓兩側肋骨容易靠得

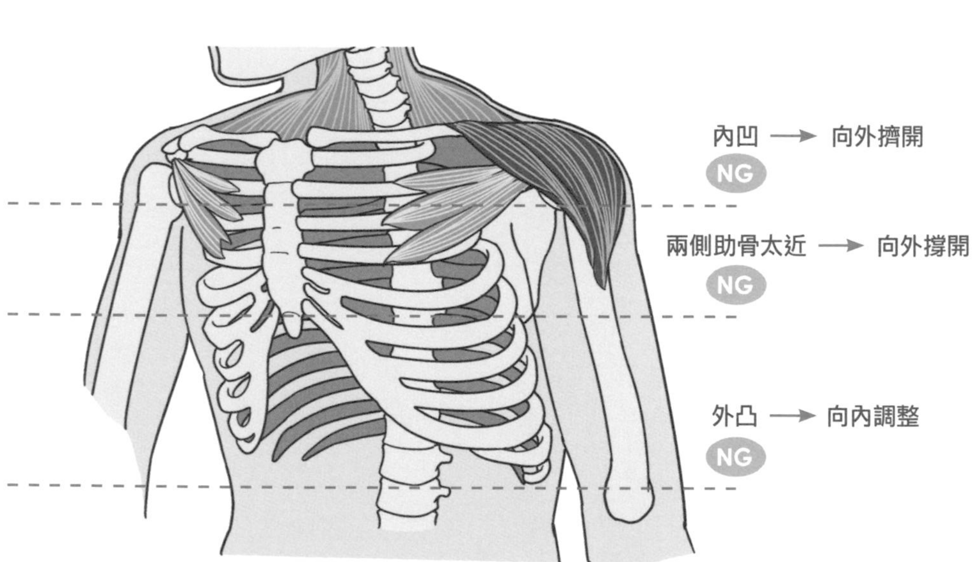

肌肉牽引可以活動肋骨，藉此調整胸椎角度。

太近，所以透過體操向兩旁撐開。七至十二椎，較易出現過度外凸的問題，所以要讓它向內調整。

原理 2 鬆開肩胛骨四週，終結肩痛和胸悶

胸椎體操能立即緩解，從肩痛、胸悶到體溫調節，一做，身體就馬上感到很大改善。

30歲也逃不了：五十肩與背痛

有五十肩的人，因為肩關節轉動時不順，特別是滑囊關節的受限，一遇到手要

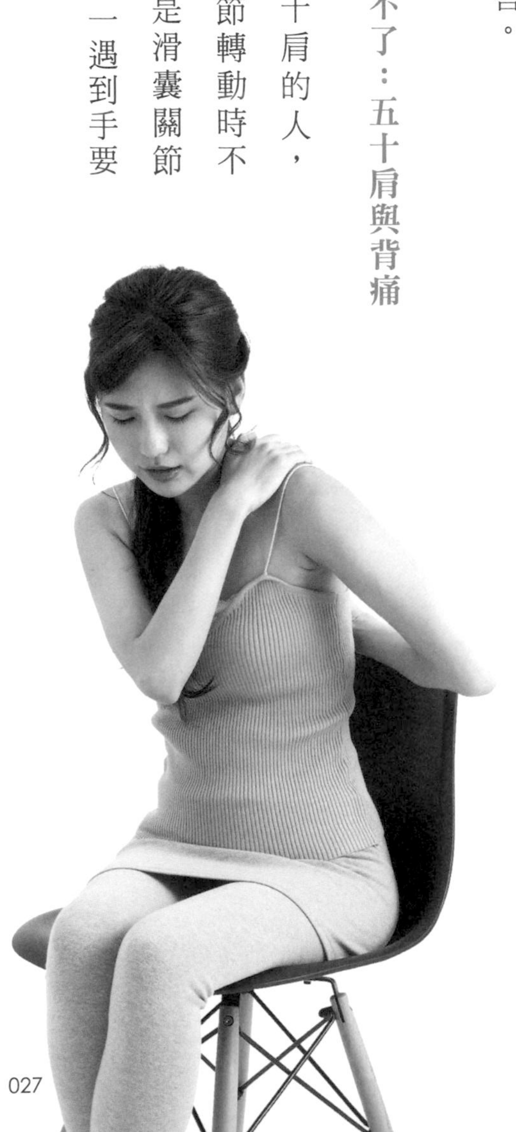

抬高一些，或是需要反手貼近背部時，例如要扣上內衣的環扣，看似簡單的動作，對五十肩的人來說，卻是痛苦難耐。

要解決滑囊關節的困境，只要能鬆開肩胛骨，就能有立即的緩解效果。我們上半身許多活動都會動到肩胛骨，如果肩胛骨不靈活、長期不太動、或是用力過度，就會連帶影響滑囊關節的水分流失，開始沾黏出現疼痛感，整個肩背都緊繃著，**如果能鬆開肩胛骨，對五十肩有立即的緩解效果！**

因為肩胛骨與肋骨一至六椎的位置相鄰，胸椎體操正是透過活動肋骨與肩胛骨相鄰的區域，讓頑強的五十肩、背痛、胸悶、甚至是因呼吸不順暢引起的記憶健忘，都能有改善的效果。

原理3　發燒時，撐開肋骨，讓淋巴活耀，就能調節體溫

身體溫度是健康的重要指標，我們可能因為受了風寒、感冒導致體溫升高，

這時別急著退燒，因為身體之所以要將溫度提高，是為了方便免疫細胞更快速抵達，對抗外來風邪或病菌，所以重點在於如何「加速」淋巴的作業，完成後自然會降溫。

胸椎體操能撐開肋骨，讓淋巴活躍，將肺部的多餘水分排到淋巴系統，讓肺部功能與循環恢復正常，不用依靠退燒藥，有立即降溫的功效！

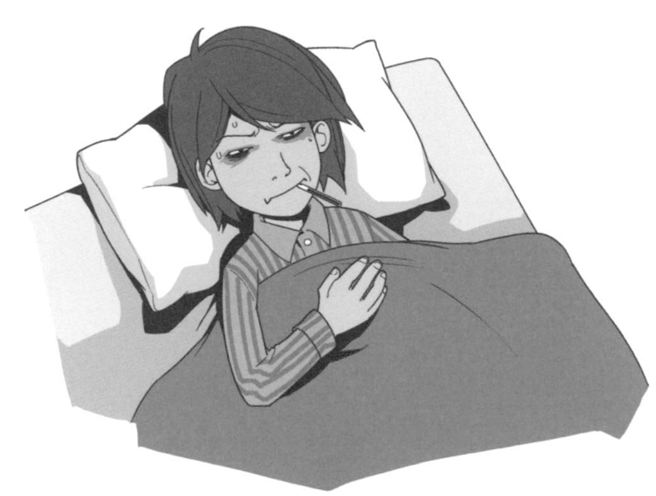

發燒是身體自然的免疫機制，胸椎操能活躍淋巴，讓身體循環系統恢復正常，達到降溫效果。

原理4　先解除背部很緊的問題，馬上改善呼吸的品質

許多養生的運動都強調腹式呼吸（深吸氣，慢慢吐氣），對身心有益。可是我們常聽到有些人說：我也想深吸氣，但就是做不到！

本身呼吸就很短淺、氣總是吸不飽的人，通常在檢視胸椎區域的靈活度，（請試做P33～P35）都很不理想！這類人的背部很緊，肩胛骨也不太能活動，導致經常有胸悶痛苦現象，血液的含氧量也不足，反映在生活上，一整天會總覺得頭昏腦鈍，情緒也比較容易緊張。

我們的胸腔就像個袋子，呼吸時，除了橫隔膜要上下運作之外，肋骨與肋間肌肉適度擴張或收縮也是必須的，但有許多人的肋骨之間的肌肉緊張，肋間距離過短，**而且肩胛骨也不靈活，肋骨運動——自癒操能直接鬆開肩胛骨與肋骨，所以能直接改善呼吸短淺的問題！**

肋骨運動——胸椎自癒操的功效

4 大 效果分析	馬上有感	7 天緩解
體質	調整體溫	調整酸性 手腳冰冷
日常 狀況	呼吸短淺 呼吸不順 胸悶 調整血壓 容易恐慌	調整自律神經 睡眠障礙 長期感覺疲勞 睡不飽
疾病	受寒、打噴嚏、頭痛、發燒	慢性腎炎
酸痛	五十肩 長期背痛 背緊	胃腸不適 胃脹、胃凸

KEY WORD

自我診斷

5個動作，檢查你的胸椎健康度

胸椎體操是最好的自我檢測法，哪幾椎的動作完成度不高，就表示該椎體有狀況，需要保養。

胸椎體操最大的樂趣，在於觀看到自己的變化與進步，當相關脊椎活動恢復正常，體操的動作自然就能達成極高的完成度，對身體的保養也更有效能。

自我檢測法

胸悶、背痛找不到原因嗎？趕快躺下來，測試自己的胸椎狀態……

1 最簡單檢測法，站著仰頭看天花板略後仰，背部酸痛者，即為胸椎待保養。

2 雙手打開平放、與肩同高，握拳並向內彎。

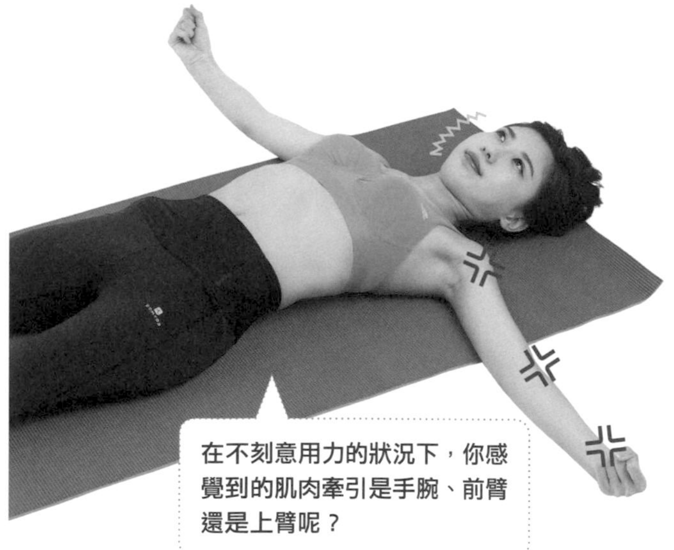

在不刻意用力的狀況下，你感覺到的肌肉牽引是手腕、前臂還是上臂呢？

3 雙腳與肩同寬，雙手握拳固定在鎖骨下方。

雙手握拳放在鎖骨下方時，
你的手肘能貼在地上嗎？

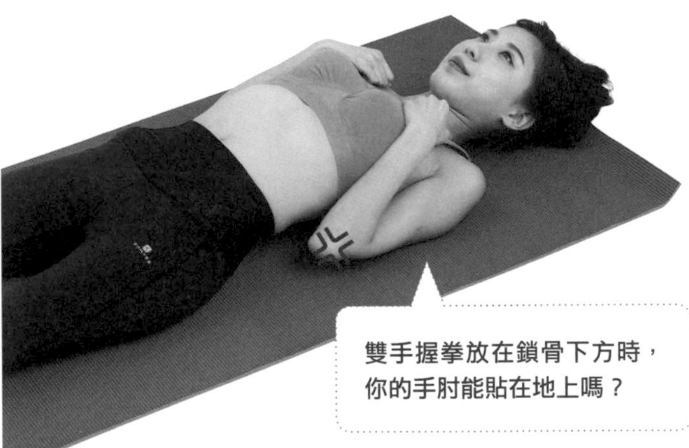

4 雙腳打開約 60 度，雙手伸直、向左翻身，左手在下、右手在上，雙手肘關節貼在一起。

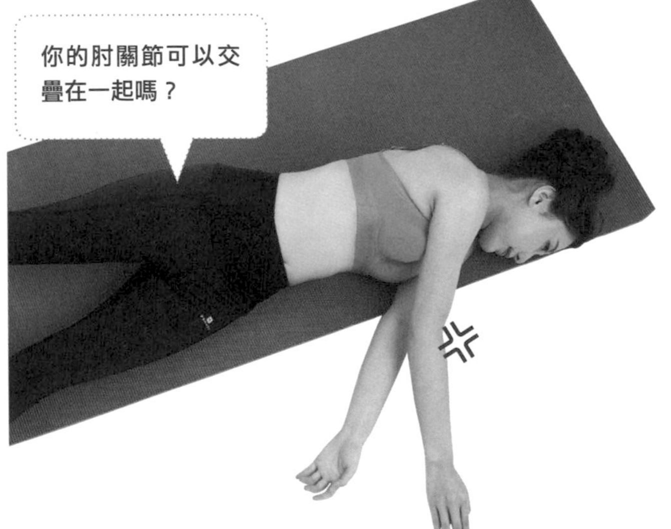

5 先跪坐，膝蓋併攏、腳合在一起。

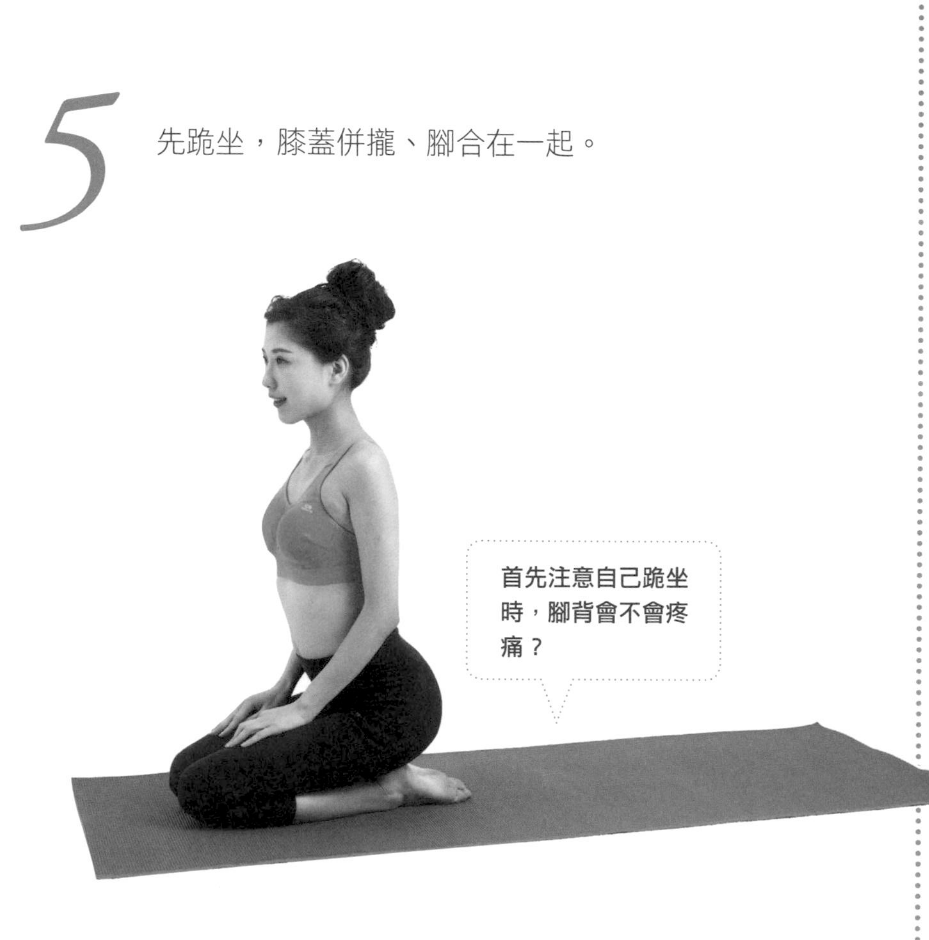

KEY WORD

症狀解讀

悶、五十肩痛、失眠、呼吸不順、疲勞、恐慌，連年輕人也是危險族群？

許多胸椎區域有狀況的人，胸悶是非常普遍的現象！胸椎本身，因為特別強壯，所以容易不受損，但跟它關係密切的肋骨、肩胛骨，要是它們活動受限，胸悶、背痛的情況就會找上你！

狀況1　肩胛骨內痛不停，假性膏肓穴痛？

許多有這種狀況的人，經常會說：背後的肩胛骨裡會痛，誤以為是膏肓穴在痛！那種知道哪裡痛、想按卻按不到的不適感，讓人感到抓狂的難受！背痛的人，也會有種背後綳得好緊，像被綁了個又小、又緊的蝴蝶結，那種鬱悶感，也不好受。

這些狀況，其實都是因為胸椎與肋骨、肩胛骨之間，有大量的肌肉束相連，每個動作都能影響其定位！不當的姿勢、或重複勞損的動作，當肌肉受到不當拉扯而緊張，血液循環不良、營養不夠，或神經傳導有問題，就會變成：當我「悶」「痛」在一起、在一起、在一起…

狀況2 喘不過氣、呼吸不順與肋骨有關?!

如果檢查過身體，確認了不是因為惡性疾病或是器官生病造成問題，大部份人的胸背不適，都是因為胸椎區域的結構問題造成的。

頸椎與腰椎，因為可以轉動的角度較大，一旦

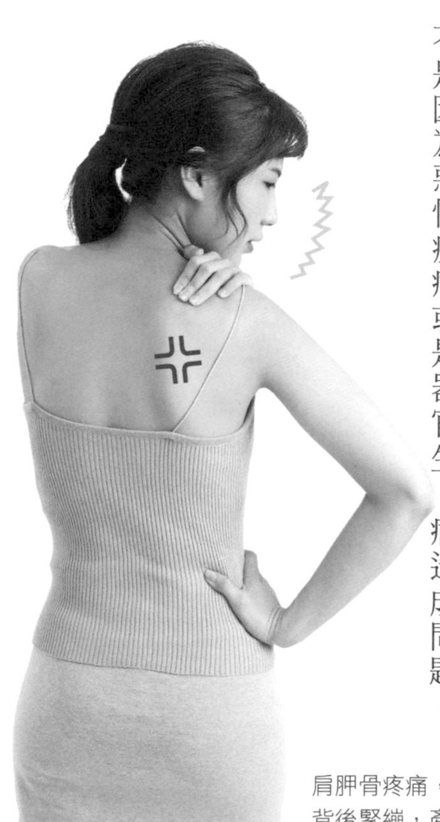

肩胛骨疼痛，會感覺鬱悶、背後緊繃，產生不適。

受限就馬上會有感覺，但是胸椎因為有肋骨架住，穩定度高、活動比較受限，要造成椎間盤突出不容易，但，原本應該最受保護、安穩如山的胸椎，卻因為現代人的生活習慣，而陷入戰國時代！其中久坐、姿勢不當、情緒緊張，都是最常見的原因！

肋骨小常識

肋骨前七條與胸骨直接相連，八至十條通過軟骨與胸骨相連，十一、十二肋骨被稱為浮肋，因為其與胸骨不相連。附著在肋骨的肌肉為軀幹、骨盆、頭、頸、手臂提供穩定性與運動性，並參與呼吸機制，因為肋骨的運動可增加呼吸時的胸腔容積。

肋骨若出現功能障礙，對胸椎有直接的影響，也會影響呼吸功能，所以會出現胸悶的現象。肋骨上有強而有力的臂肌附著，當我們活動用到背部時，肋骨會受影響，例如：擦洗手臂、反覆伸手，或是舉過頭伸手、扭轉、回頭去搆放在汽車後座的東西，這些動作都會使肋關節受到刺激。

狀況3 處理肩胛骨，進一步改善恐慌症

胸椎雙邊共有數十條肌肉連結到肩胛骨，所以每個動作都能影響到肩胛骨的定位；若是因為肌肉僵硬或無力，讓肩胛骨失去應有的靈活度，結果就是胸腔的收放受限、影響呼吸，於是出現胸悶、背痛、五十肩、恐慌症、空間幽閉症等等症狀。

胸椎連結數十條肌肉到肩胛骨，肌肉僵硬會影響呼吸，造成胸悶、背痛、五十肩、恐慌症、空間幽閉症等。

我曾經遇過一個年輕女孩，每次在密閉空間，特別是進入電梯後，都會發生胸悶、恐慌，雖然看了很多年的精神科、也吃了很多藥，卻未見改善。後來，她開始持續練習肋骨運動──自癒操，透過體操的輔助，原本僵硬的背部變得柔軟；肩胛骨鬆開後，她的呼吸正常了，血液中的含氧量提高了，氣色也變得紅潤，漸漸的，她在進電梯時，再也不會像先前那般害怕了！

狀況4 常態性睡不好，疲勞感、心跳過快！是自律神經和交感神經失調

來看看，下列症狀自己有幾項？

□失眠　□焦慮　□疲累　□體溫過低　□心跳過快

□手腳冰冷　□背痛　□疲勞　□胸悶　□肩膀緊繃

□呼吸不順暢　□氣色不佳　□消化不良　□食慾不振　□血壓容易升高

NOTE

KEY WORD

體操功效

強化神經電流傳遞，平衡自律神經，內臟機能大提升

我們的生活，本來就很容易就陷入自律神經失調的狀態，但是要怎麼快速地調整回來 才是重要的步驟，如果能讓神經傳遞順利，不會因為脊椎與相關肌肉壓迫到神經，電流過不去，就像前方路不通，或是瞬間電流過大，像塞車一樣，這都不利即時將訊息傳達至該到的器官或組織。

從頸椎、胸椎到腰椎的自癒體操，都有個共同的功能：透過體操作神經控制，也就是**強化神經的傳遞**，自律神經中的交感神經節，並列在脊椎的兩側，主要的地盤就是胸椎的所在，所以，胸椎好、路況通暢，神經傳遞會更好、資源分配更有效率、內臟機能更提升！這時，胸椎區域的迷走神經最能派上用場。

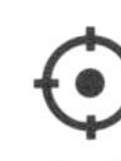

活化迷走神經，提升內部傳遞能力，幫助自律神經協調

前面提到當神經刺激過大或不足，會造成自律神經失調，而這中間有個角色，叫「迷走神經」。接下來，介紹這位熱心、而且消息靈通的主角出場！它的拉丁原文VAGUS有蜿蜒之意，光聽這名字就可以知道－它愛趴趴走！在身體的神經中，算是有過人之長，因為他的路線，從腦部、胸腔到腹部，長路漫漫，經過了各大重要器官。

迷走神經有獨立的網絡，影響心跳、呼吸、消化等系統，能傳遞訊息到大腦，可以溝通腹腦，還能監測各器官是不是運作良好。如果迷走神經的訊息傳遞不良，相關系統運作也會受影響，重要的器官都無法適時分配到資源！

為了活化迷走神經、強化傳遞訊息的能力，尤其當自律神經混淆時，可以透過迷走神經的訊息傳遞加強判斷、即時作出反應，這也是為何胸椎運動放鬆操能改善自律神經失調的症狀。

自律失調的偵探版

過度驚嚇、過多止痛藥、神經損傷都會影響

自律神經的調節最主要是靠交感、副交感來作用，讓反射神經動或不動，可是神經的刺激太久或太大，會讓交感、副交感神經失去調節其他反射神經的能力，就會變成自律神經失調！

所以自律神經失調並非是交感、副交感本身的問題，而是對反射神經的調節不力，神經刺激強度一直提升，但反射動作卻沒有反應，交感就會一直鞭策，「我叫你動，為啥都不理我！」的不甘願！

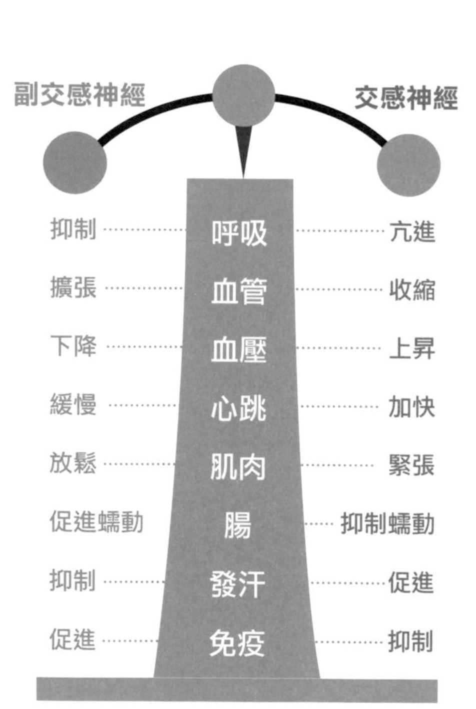

交感神經小劇場——

當人準備搏鬥、攻擊、或逃避危險時，心跳加強、加快，骨骼肌緊張度加強、血循環量大增，汗腺分泌增加、毛髮豎起，此時會感到特別精力旺盛、力量倍增！這些都是交感神經所起的作用。相對的，當需要放鬆、收斂、緩和時，就輪到副交感神經登場，但交感與副交感無法在同一瞬間運作，只能你來我往，互相交替這一鬆一緊的機制，無所謂好壞，只要是該誰運作，誰就出力，就是真正的合作無間！

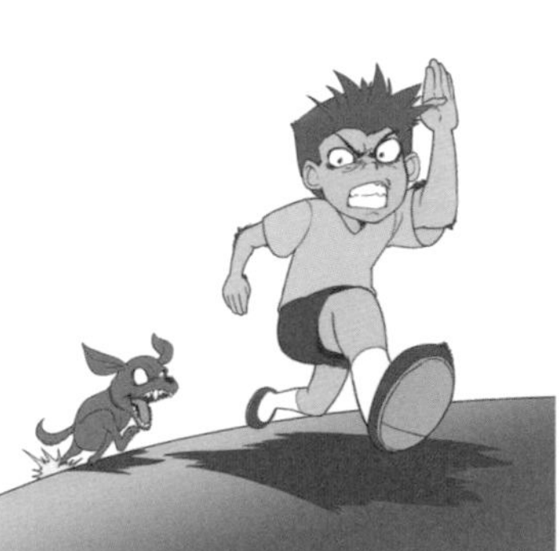

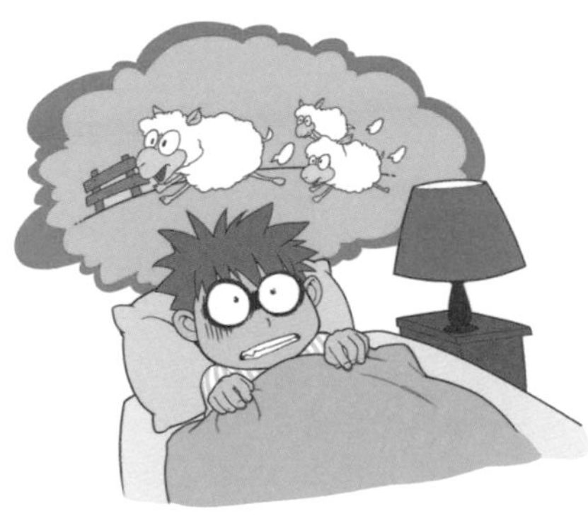

遇到危險，例如被狗追時，
交感神經會瞬間激發爆發力，
讓精力旺盛，力量倍增。
但若是到晚上還是睡不著，
就是副交感神經沒起作用。

要認識！

胸椎相關症狀一覽表

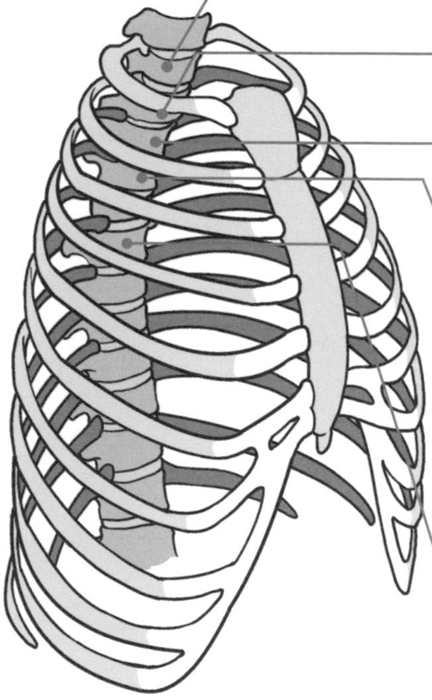

第一胸椎：

受風寒、便祕、支氣管炎、咳嗽、
肩膀僵硬、手腳無力。

第二胸椎：

扁桃腺發炎，提升免疫力、胸悶、
支氣管炎、肩膀手臂痛、受寒。

第三胸椎：

酸性體質，體內二氧化碳濃度過高、
支氣管炎、腋下痛、乳腺不通暢、
吸氣吸不足、背部很緊、呼吸不順、
胸悶。

第四胸椎：

五十肩、肋間痛、過敏體質修正、
膽結石、脫水症、便祕與肝膽分泌
有關，影響排便消化、疲勞、背部
僵硬、胸悶、呼吸短淺。

第五胸椎：

胃與十二指腸潰瘍、胃酸過多、背
部僵硬。

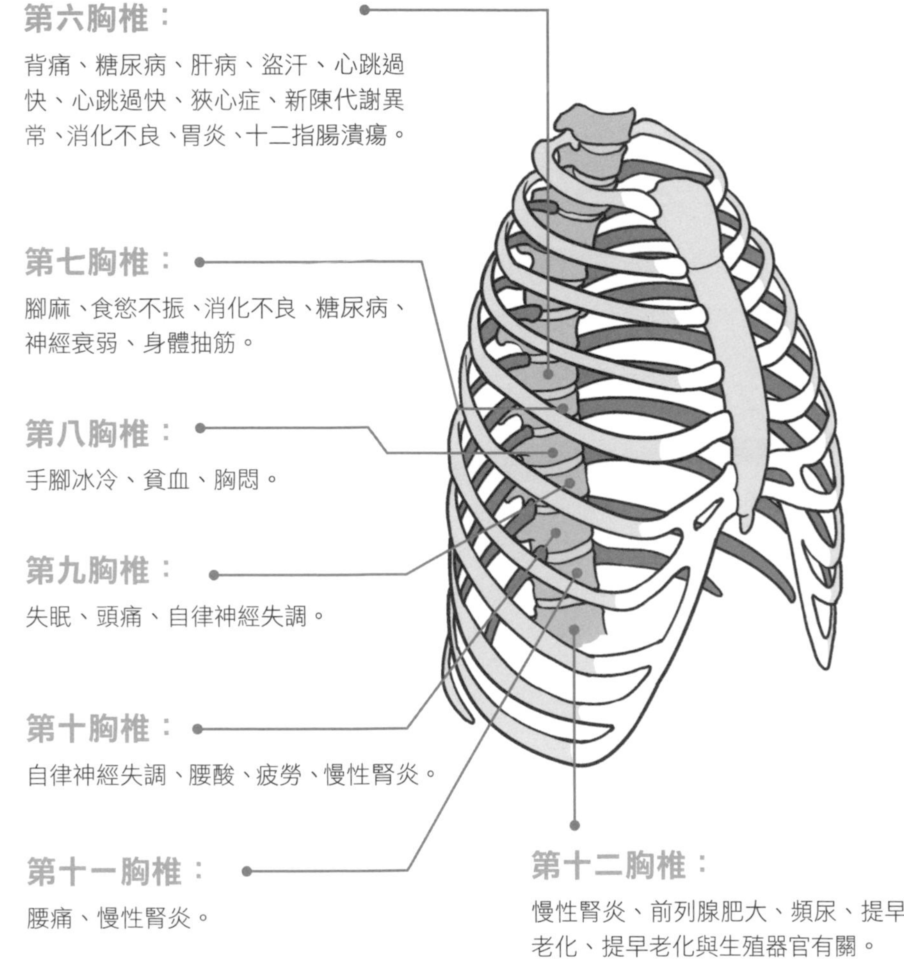
第六胸椎：
背痛、糖尿病、肝病、盜汗、心跳過快、心跳過快、狹心症、新陳代謝異常、消化不良、胃炎、十二指腸潰瘍。
第七胸椎：
腳麻、食慾不振、消化不良、糖尿病、神經衰弱、身體抽筋。
第八胸椎：
手腳冰冷、貧血、胸悶。
第九胸椎：
失眠、頭痛、自律神經失調。
第十胸椎：
自律神經失調、腰酸、疲勞、慢性腎炎。
第十一胸椎：
腰痛、慢性腎炎。
第十二胸椎：
慢性腎炎、前列腺肥大、頻尿、提早老化、提早老化與生殖器官有關。

很重要！

體操練習前的叮嚀

1 **吸氣與吐氣**對於本體操非常重要，做動作時一定要吐氣。

2 因為胸椎的神經反應比較靈敏，所以**每次憋住氣息時只需四秒**。

3 胸椎活動角度不像頸椎或腰椎那麼大，而且椎體之間的間距更密，所以每次練習，至少是**上下連續四椎體操動作**都要練習；當然，若要達到更好的效果，最好是十二椎動作都能練習一遍。

4 比起頸椎或腰椎的體操，胸椎受到肋骨的限制，活動角度最小，也因為轉動的範圍十分有限，所以反而更安全，因為做不到就做不到，不用擔心運動傷害。初期，若是因為胸椎的狀況不佳、有些動作的完成度不高，沒關係！**操體體操講究的是連動**，是整個動作的過程，而非追求所謂的標準姿勢！

5 因為**胸椎的排列比較密集，神經反應更加靈敏**，所以任何的牽引都會比較敏感地被我們覺知，為了讓整體胸椎體操練習完更加舒適，如果能按照頸椎、胸椎、腰椎系列體操從頭練過一遍，那是最好的，不然至少要做到從頸椎第七椎體操開始，接續胸十二椎操，最後以腰椎第一、二椎為結尾。**（所有體操都是躺下來進行，床墊不可太軟）**

第二章

第一椎～第三椎

修復呼吸系統、照顧心臟

TOPIC 1

胸椎體操

受風寒

除了季節轉變，溫差大，容易讓人著涼之外，加上冷氣的環境幾乎是無所不在，有時流汗過後進入冷氣房，或是辦公室戶經年累月吹著冷氣，身體的溫度不夠暖，導致寒氣滯留，使身體的循環不佳，機能降低。

胸椎第一椎，對身體的核心溫度以及內部濕度調節有所作用，所以若是受了風寒或感冒，導致輕熱、頭痛，透過胸椎運動放鬆操能將身體寒氣排出，而且也能適度調節體溫。

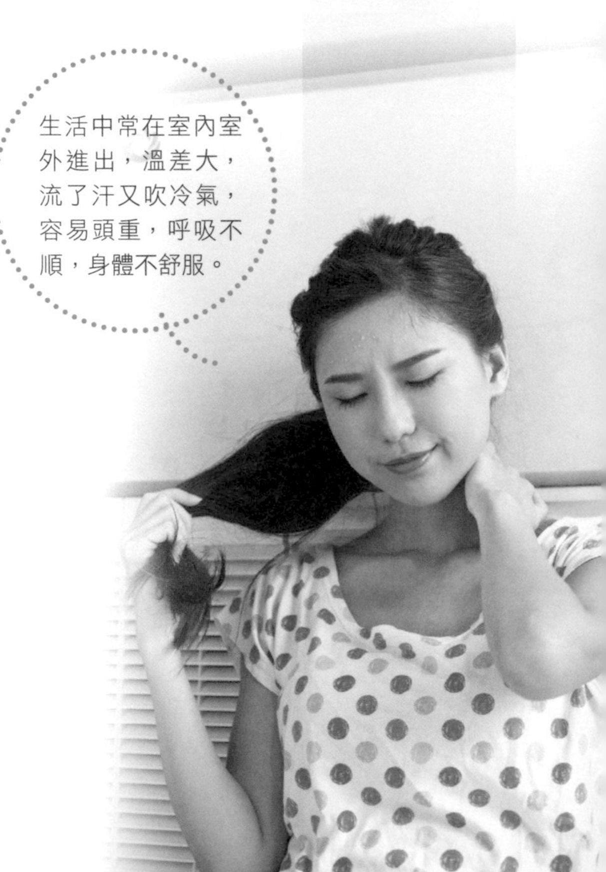

生活中常在室內室外進出，溫差大，流了汗又吹冷氣，容易頭重，呼吸不順，身體不舒服。

第一胸椎

重點 POINT

具有調節核心溫度，排出體內寒氣的功能。

☑ 勾選看看，你也有同樣的情況嗎？

☐受風寒	☐便秘	☐支氣管炎
☐咳嗽	☐肩膀僵硬	☐手軟無力

症狀與影響 Symptoms and Effects

控制部位及臟器

眼

耳

支氣管

肺

心臟

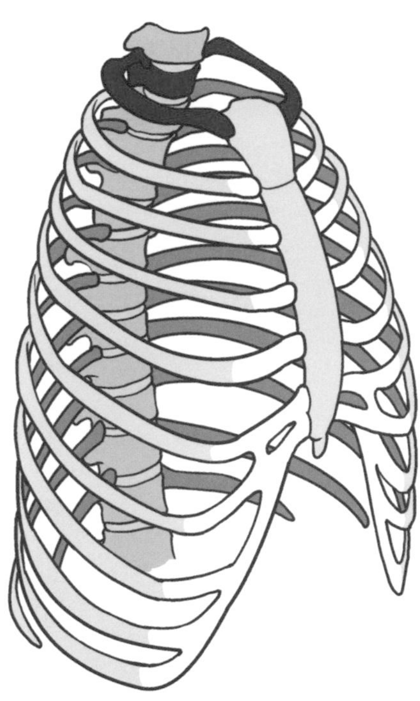

神經被壓迫或受累之後果

氣喘

咳嗽

氣短、呼吸困難

心臟病

肩膀僵硬

手軟無力

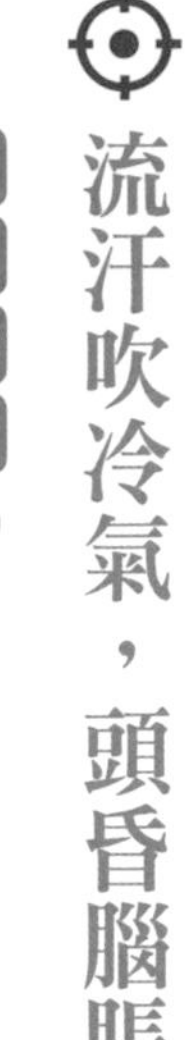

流汗吹冷氣，頭昏腦脹怎麼救?!

實例故事　40歲男性，業務員，吹到風、頭重、呼吸不順

身為業務的小林，風吹、日曬、雨淋，他早已習慣，平常沒什麼大病，倒是感冒的問題讓他挺困擾的，通常都是在他工作壓力大時容易「中獎」，但他不喜歡吃感冒藥，怕吃了以後就會想睡，雖然也知道要多休息，可是為了工作奔波，也只能硬撐。

流汗後又吹到風，頭重重

某日，小林一早醒來，想到這一天要跑好幾個地方拜訪客戶，腦海中沙盤演練起動線的安排、看看如何比較有效率。趕著出發，半路上卻下起雨，就這樣淋了點雨，上車又吹著冷氣。有段路因為塞車嚴重，眼看事情快耽誤了，急得滿頭大汗的他換騎 Ubike，騎著騎著，覺得身上的汗都變冰珠似的，連打了幾個噴嚏，感覺頭重重的、呼吸道有些不順暢，他開始擔心：哇～該不會又要感冒了吧？！

剛好我在朋友的公司遇到小林，看他一直搓揉頭部、好像很不舒服，於是教他練了胸椎運動放鬆操，才從第一椎練至第六椎，他就說：「咦？不見了！」原來是頭重的感覺消失了！

而且小林覺得整個胸腔暖和了起來，呼吸道暢通了。

第一椎
胸椎操
動手腕

\ 開始 /

1 雙腳與肩同寬，雙手先自然垂放在身體兩旁。

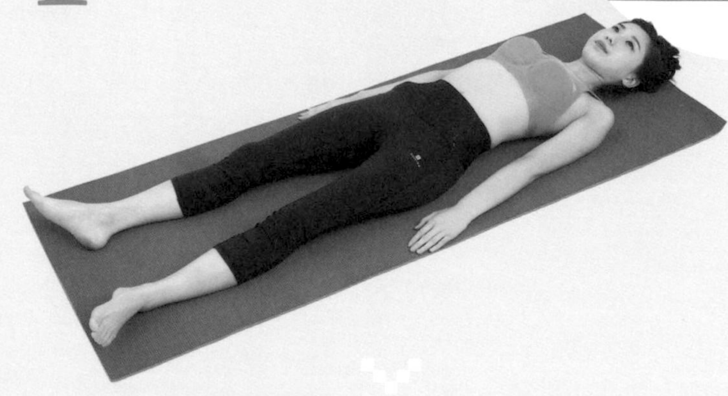

2 雙手打開平放、與肩同高，雙手自然握拳不要用力。

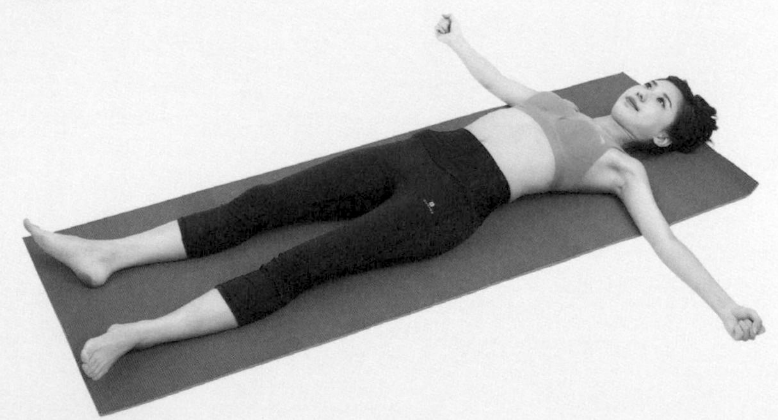

3 先吸氣。

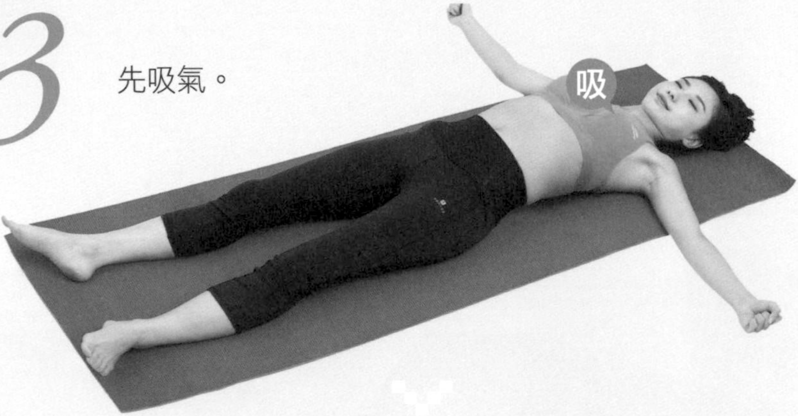

吸

4 再吐氣，吐氣時拳頭向內側彎曲。

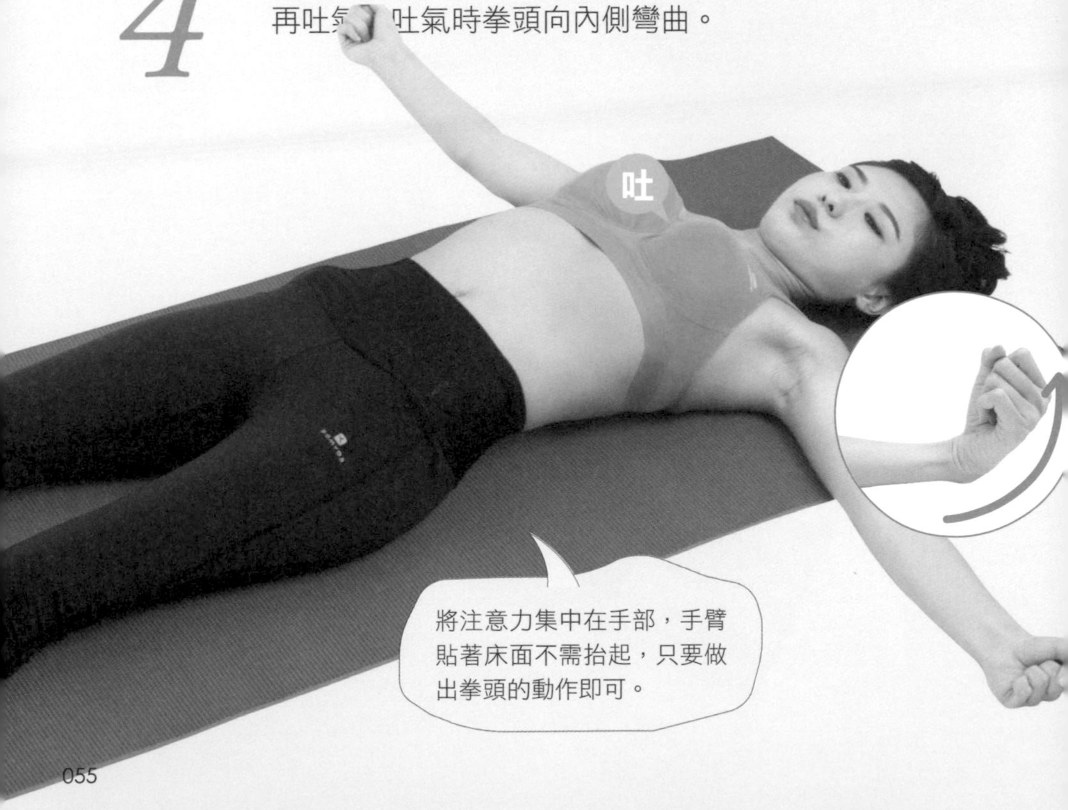

吐

將注意力集中在手部，手臂貼著床面不需抬起，只要做出拳頭的動作即可。

5 保持這個姿勢，再次吸氣之後，憋息 4 秒。

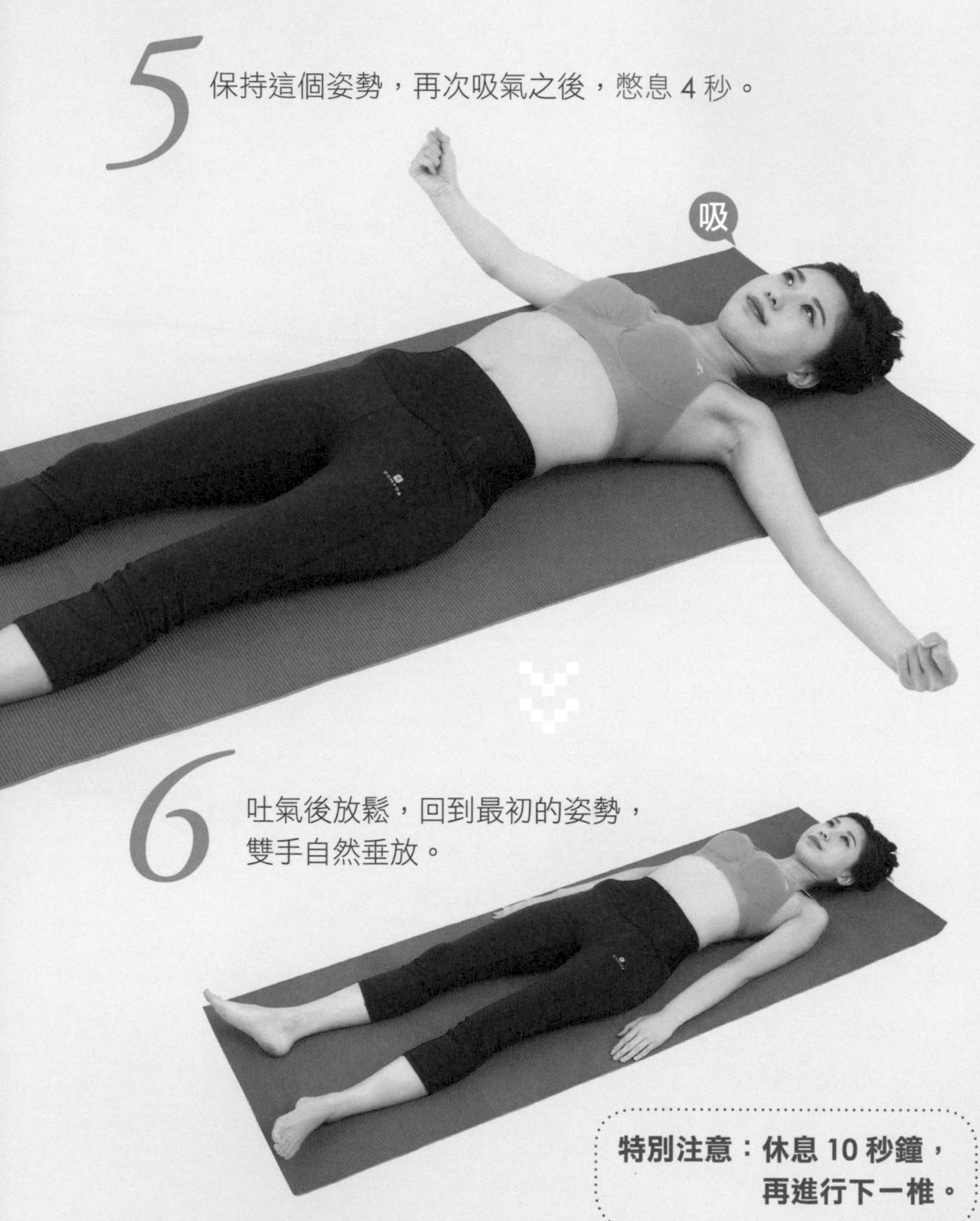

6 吐氣後放鬆，回到最初的姿勢，
雙手自然垂放。

特別注意：休息 10 秒鐘，再進行下一椎。

練習時的注意事項

❶ 請注意：胸椎第一椎歪斜或神經傳導不順的人，通常頸椎也不舒服，所以在練習本節體操時，**最好從頸椎第六、第七椎先練起，再銜接胸椎第一椎、第二椎的動作**，會更安全，效果也更好！

❷ 手腕彎的角度：許多人好奇問，拳頭內彎，到底要彎到什麼程度？本書所有的體操動作，都強調「安全至上，而且量力而為」，原則上**以拳頭與手臂成九十度為原則**（如圖示），若有困難，有做出內彎動作即可，切勿用力硬拗！

❸ 不要用力：手臂**無需過度緊繃用力**，只需由拳頭與手腕運作即可。

❹ 休息時間：每一椎體操練時之後，**請休息十秒**，再進行下一椎動作。

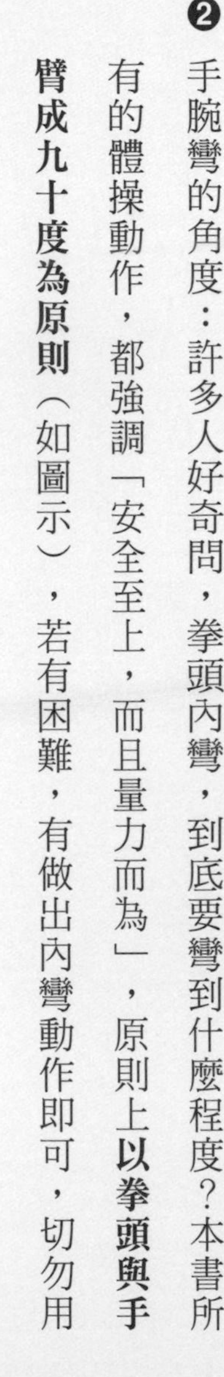

初期練習可能有的情況

握拳內彎時，會拉到背部的平行肌，按理應牽引到整條手臂，連背部都要有拉到的感覺。有些人在最初練習時，覺得運動到的範圍比較短，只有手腕，或是只能運動到手肘部位，代表胸椎第一椎與肋骨、手臂肌肉缺乏鍛鍊，這種人也易有蝴蝶袖。

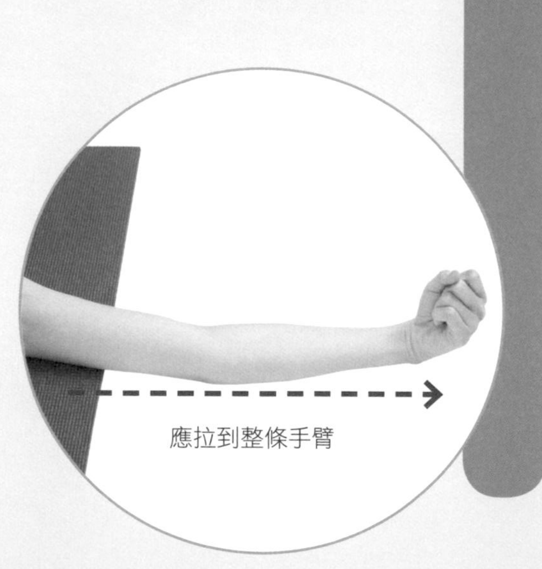

越來越進步的跡象

❶ 如果最初只能牽引到手肘，在連續練了幾天後，會發現越練越可牽引到整隻手臂與胸、肩膀，完成度越高表示第一胸椎恢復正常。

❷ 會發現自己的上手臂比較緊實了。

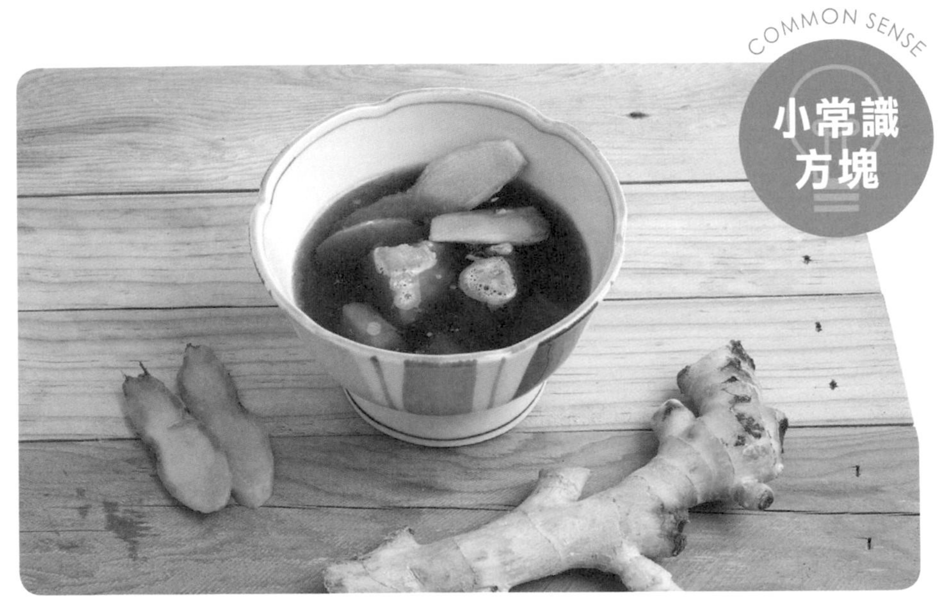

驅寒：薑片地瓜湯

薑有增加排汗的功能，許多人受了風寒，會喝點紅糖熬煮的薑湯，微微發汗後，頓時覺得比較舒服。

喝了薑湯的確會讓人的身體溫暖起來，不過那只是暫時的，如果只單獨飲用薑湯，反而會將身體內的熱過度散發到體外，之後就開始感到冷；正確方式應該加上地瓜一起熬煮，禦寒會效果更好，因為地瓜可以暖胃，先將熱能留住，再由薑來散發至體內，而不是將熱驅逐出境、帶出體外。

「胸悶」

你是否有：

好像在胸口打了個結、鬱悶到想大喊、心跳變快、呼吸不順暢、肩背有被束縛住，更甚者好像穿著鐵甲衣。

胸悶的原因很多，如果是因為結構問題而引起，例如：胸椎的角度不正常，背部肌肉痙攣，胸椎體操能立即調整胸椎角度，鬆開肩背。

胸椎第二椎接近肩胛骨的平行線最上緣，因此肩胛骨活動受限，就容易引起胸悶，透過第二椎體操可以提升肩胛骨的靈活度，當然若能從胸椎第一椎練至第六椎，對整體肩胛骨的釋放更見功效，另外，與第一椎同樣，對呼吸作用都有所助益。

肩背緊繃，喉嚨不適，胸口像被揪住，壓力大也是造成胸悶的原因之一。

第二胸椎

重點 POINT

可以鬆開肩胛骨（肩背）緊繃，讓胸悶消失。

☑ 勾選看看，你也有同樣的情況嗎？

☐扁桃腺發炎	☐提升免疫力	☐胸悶
☐支氣管炎	☐肩膀手臂痛	☐受寒

症狀與影響 Symptoms and Effects

控制部位及臟器

支氣管

食道

心臟

肋間神經

胸膜

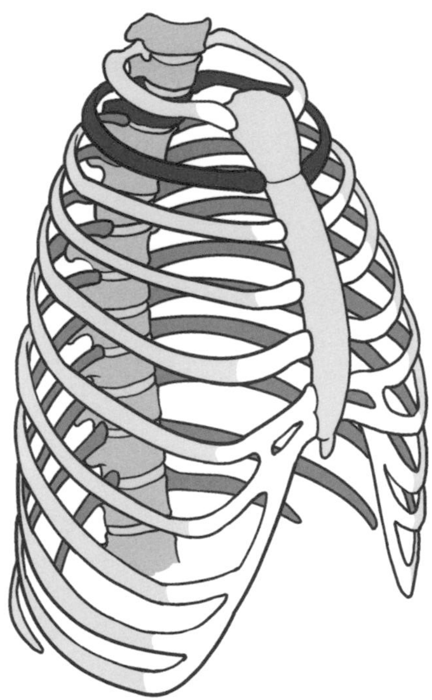

神經被壓迫或受累之後果

咳嗽氣滯

食道炎

心臟功能障礙

心肌炎、心瓣膜炎

胸悶、胸痛、心臟病

肩臂手痛

手麻木

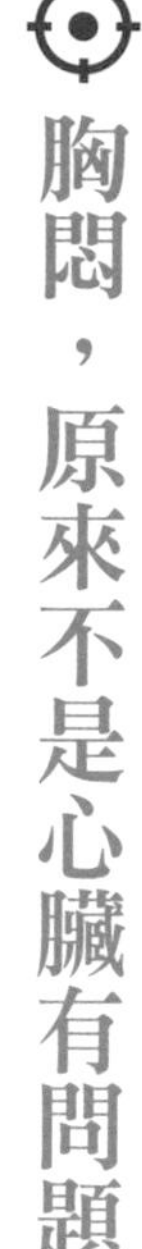

胸悶，原來不是心臟有問題！

實例故事

40歲女性，董事長特助，肩膀、背部很緊，喉嚨經常不舒服、肋間痛，本以為心臟有問題，檢查卻無異狀。

看到W小姐時，第一眼很容易注意到：她的肩膀老是提得高高的，她自己也有感覺；個性容易緊張的她，總覺得肩背很緊，有著與身材不慎符合的厚實背部，說話之前總先清一下喉嚨，但胸悶的狀況最讓她困擾！有時胸口好像被揪住了似的。她很擔心，一開始是到心臟科看診，醫生說她的心臟沒有問題，但她總覺得不舒服，於是又去做了各種檢查，但並未檢查出什麼異狀。

工作變化，突然有胸悶現象

她注意到自己，總是在壓力大的時候最容易胸悶：青春期的兒子，從小乖乖變叛逆少年，整天沈溺網路、功課一落千丈；公司接了鉅額訂單，承辦同事卻因病告假，她從協助者變成主事者，開不完的會、看不完的資料；有時早晨醒來，會有種吸不太到空氣的感覺，胸口悶悶的比鬧鐘還早叫醒她。

在教W小姐做胸椎體操時，三、四椎的動作，她的手肘無法貼近地面，自覺胸口有點緊緊的；第五椎時，胸口悶住的感覺頓時鬆開了！做完十二椎體操，原本胸悶的症狀完全解除，喉嚨不再覺得卡卡的，背部明顯鬆開，肩膀也不再聳起，呼吸變得更順暢，「哇！空氣好像變得清甜了！」

第二椎 胸椎操

手托頭抬起

試試看

1 雙腳與肩同寬，雙手交疊橫枕在頭部下。

2 吸氣。

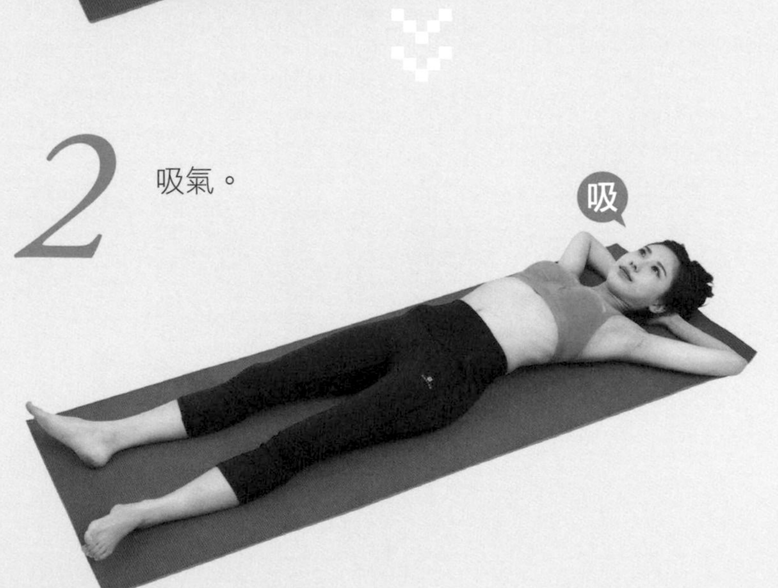

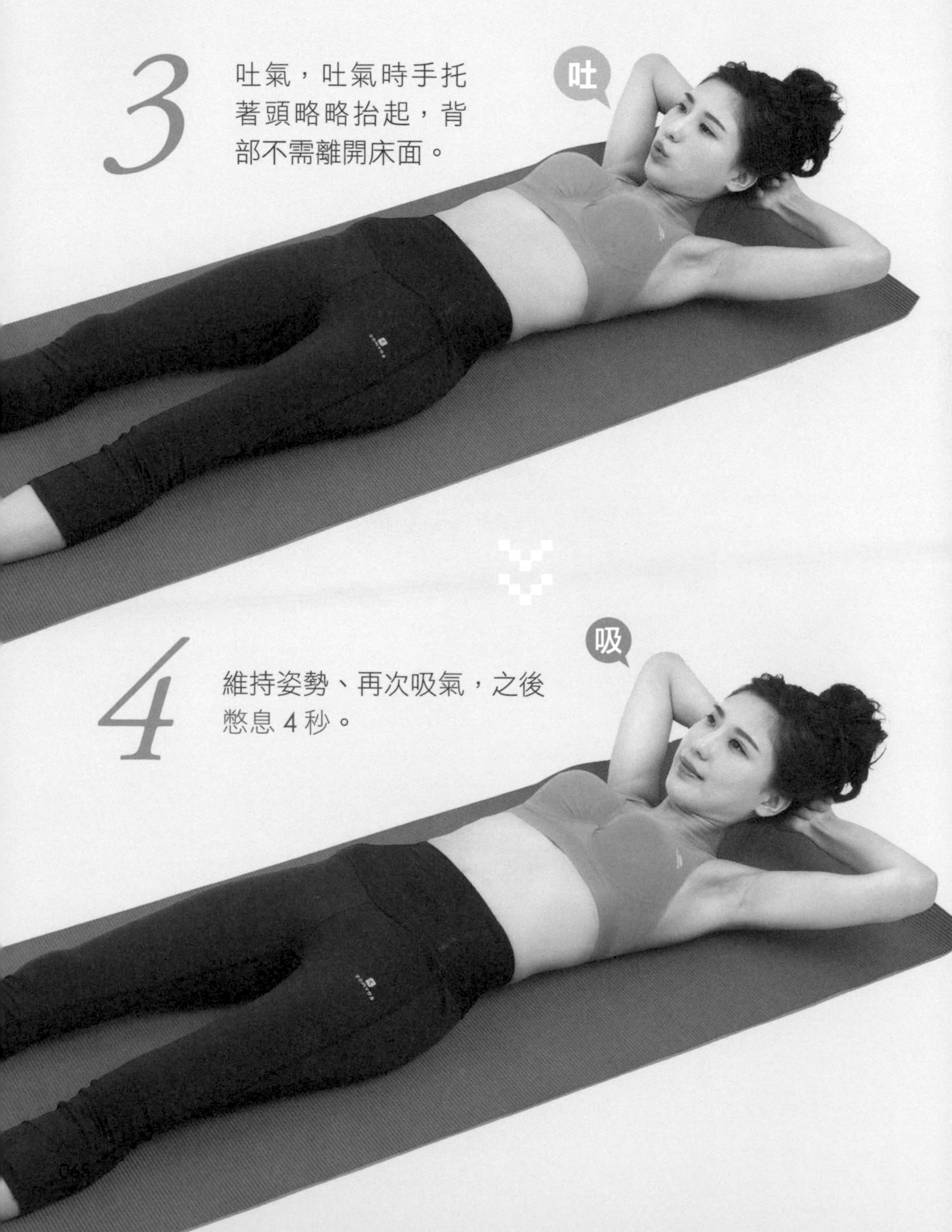

3 吐氣，吐氣時手托著頭略略抬起，背部不需離開床面。

4 維持姿勢、再次吸氣，之後憋息 4 秒。

5 吐氣後放鬆。

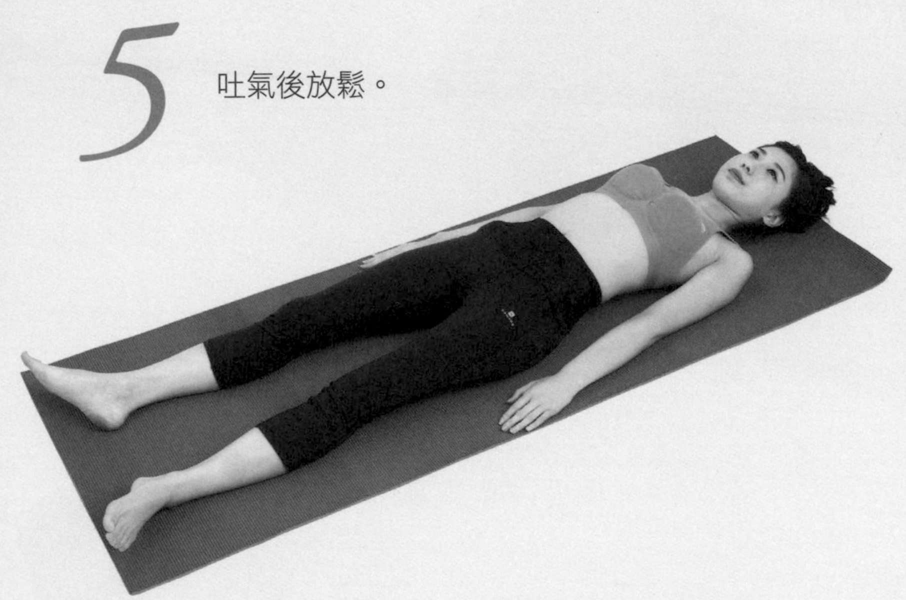

特別注意：休息 10 秒鐘，再進行下一椎。

練習時的注意事項

❶ 請注意：**若要緩解胸悶的情況，不能單做一椎體操，最少要從第一椎連續練至第六椎**。

❷ 抱頭後抬起的角度只需讓頭「仰起下巴壓向胸口」，**肩膀不需離開床面**。

❸ 頭部抬起時，背部無需離開床面，在做此動作時，關節若略有聲響，代表先前關節比較緊。

❹ 類似簡單版的仰臥動作，但請注意：**動作要輕柔緩慢**，切勿猛然用力。

❺ 做動作時頸椎有疼痛的現象，請先停止練習，**最好先從頸椎各椎體操練習起**，再進行胸椎體操。

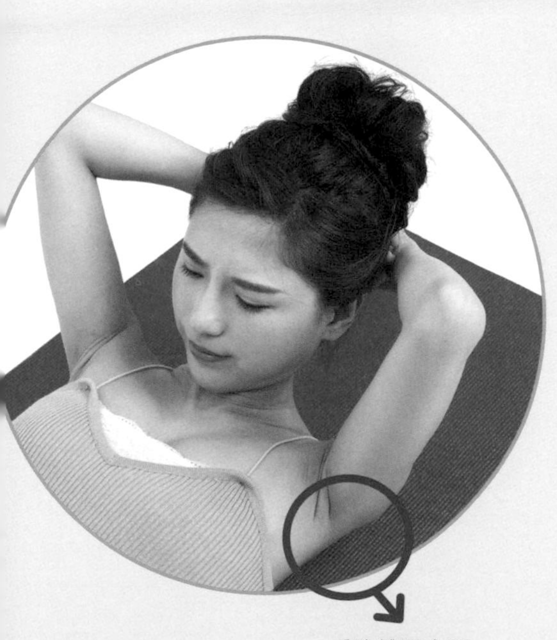

肩膀離開床面

初期練習可能有的情況

有人有可能因為背部太緊，導致雙手交疊橫枕時，會有懸空的情況，無法完全貼放在床面上，但這是沒關係的，**此椎動作重點在脖子抬起，無需硬要將手平放而造成不適**。

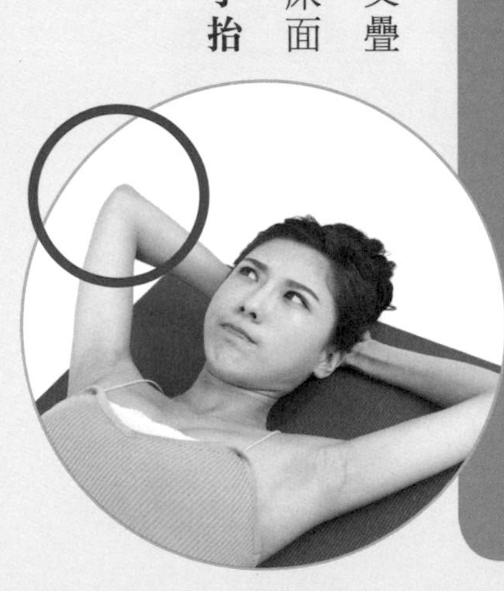

越來越進步的跡象

各椎胸椎操練習一遍後，就會發現背部變得比較柔軟，而且以一天一次的練習，幾天後就會發現，雙手交疊時，能輕鬆地貼放在床面。

胃脹氣會導致胸悶

造成胸悶的原因很多，一旦出現喘不過氣、心跳加速等現象，許多人都會以為是心臟病，但除非已經出現嘴唇、舌頭發紫，水腫，才有可能是心臟方面的問題。

若是唇色發白，舌苔白、臉色紅潤，這是胃的問題；若舌苔與臉色發紅，也有胸悶現象，則是肺的問題，因為血液中二氧化碳濃度過高！

在做過胸椎體操後，就能緩解胸悶的例子中，不少是起因於胃脹氣，胃的空間變大了，就堵到肺部，影響了肺部的升降，導致「肺泡無法擴張」，出現喘不過氣的現象。

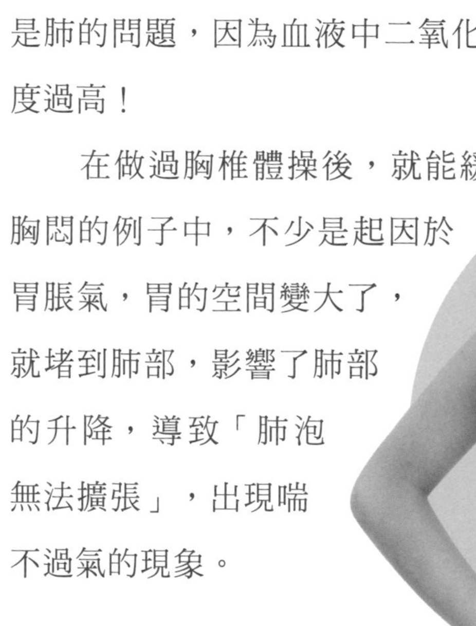

TOPIC 3

胸椎體操

“酸性體質

每每聽到新聞報導說今天的 PM2.5 濃度又紫爆了，「恨不得戴防毒面具出門。空污對人體的危害的確讓人擔憂，但我們的體內也常面臨空污問題，又該如何？晚睡或熬夜，體力過度消耗時，身體內的二氧化碳濃度高，還有許多廢棄物質增加，會讓血液偏酸性，此時，你會發現呼吸容易變得比較快。

CO^2 太多？含氧不足、血液偏酸性？

胸椎第三椎對呼吸的長短深淺，含氧量的提升有直接的影響，為了加速把廢氣排出體外，將顧人怨的二氧化碳帶走，可以透過胸椎第二椎體操，促使肺部將二氧化碳盡快排出體外，使身體從偏酸性變成偏鹼性。

第三胸椎

重點 POINT

幫助加深呼吸，把體內 CO^2 排出，調整酸性體質。

☑ 勾選看看，你也有同樣的情況嗎？

☐酸性體質	☐體內二氧化碳濃度過高	☐支氣管炎
☐腋下痛	☐乳腺不通暢	☐吸氣吸不足
☐背部很緊	☐呼吸不順	☐胸悶

症狀與影響 Symptoms and Effects

控制部位及臟器

- 支氣管
- 肺
- 心臟
- 肝臟
- 胸膜
- 橫膈膜
- 肋間神經

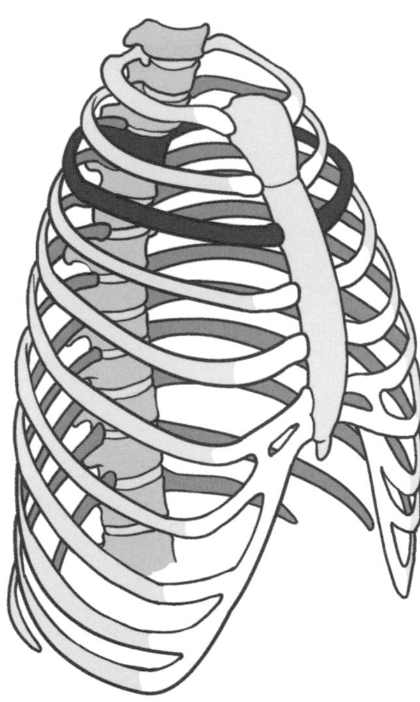

神經被壓迫或受累之後果

- 支氣管炎
- 肺炎
- 肺結核
- 胸膜炎
- 腋下痛
- 心臟病

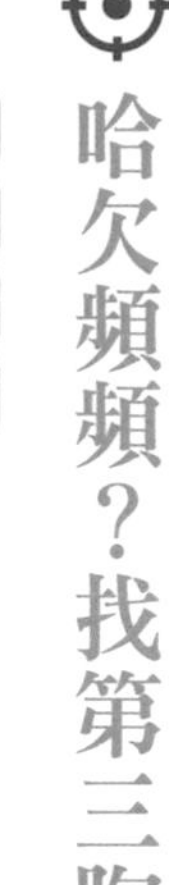

哈欠頻頻？找第三胸椎就對了！

40歲女性，行銷企劃，哈欠打不停，背部突抽筋

辦公室裡，阿麗又打哈欠了！而且嘴型越來越誇張，有時是獅子開口，或者來個河馬大盆嘴，有幾次，下顎一副準備要離家出走的模樣，她的下巴真的好酸喔！在辦公室裡也控制不住，不知情的人還以為她偷懶，殊不知阿麗經常是辦公室最晚下班的那一個；連著幾天幾乎都是處在半熬夜的狀態，為了趕出大客戶要的企劃案，也只有繼續拼了！

突然昏眩、背部抽筋

又熬了一整晚，坐在電腦前的她要站起來倒杯茶，覺得自己頭重腳輕、身體有些燥熱，但又不是感冒那種悶燒；不過這情況倒也不陌生，忍不住又打起哈欠、再伸個懶腰，沒想到背部突然痙攣、疼痛，這可把她嚇壞了！阿麗想起了我這個為了上現場節目、凌晨就得起身準備的朋友，打電話搬救兵。

我先教她些簡單的動作救急，約好時間，仔細地教她練胸椎各椎體操。

連胸部都一起「長大」

當練習到第三椎時，為了鼓勵她，我還提醒阿麗注意自己胸大肌的變化，「哇！上半球鼓起來了耶～讚啦！我找到練習的動力了！」阿麗眼睛都亮了，「不行啦！不能只練這一椎的動作啦！而且要讓身體的二氧化碳濃度盡快排出，還要鬆開背部，最好十二椎都練一遍，效果更好啦！」我說。

一個月後再見到她，沒想到她還持續在練習！哇～不愛運動的她倒是讓我跌破眼鏡，只見她笑嘻嘻地、驕傲地挺著胸說：薪酸已經很可憐了，我才不要讓自己的身體變酸！

我最近不會再表演血盆大口打哈欠啦！

哈欠打不停是身體二氧化碳濃度過高，會讓血液偏酸；胸椎操可加速二氧化碳的排出，讓血液偏鹼性。

第三椎 胸椎操

往後夾背

\很輕鬆/

1 雙腳與肩同寬，雙手握拳、固定在鎖骨下方，拳頭要貼住不能離開，手肘平放在胸腔兩側。

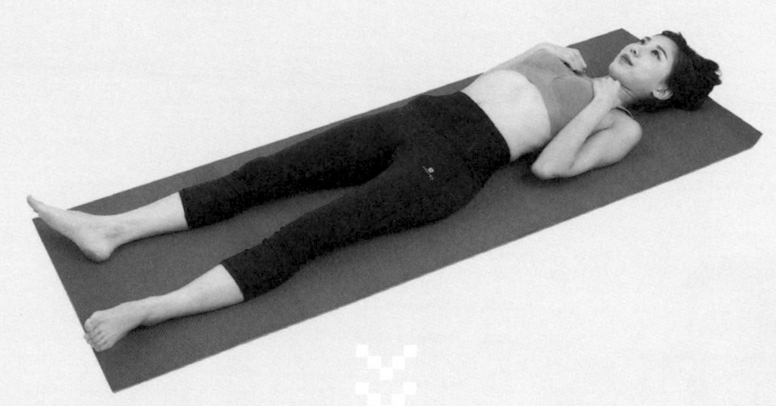

2 吸氣。

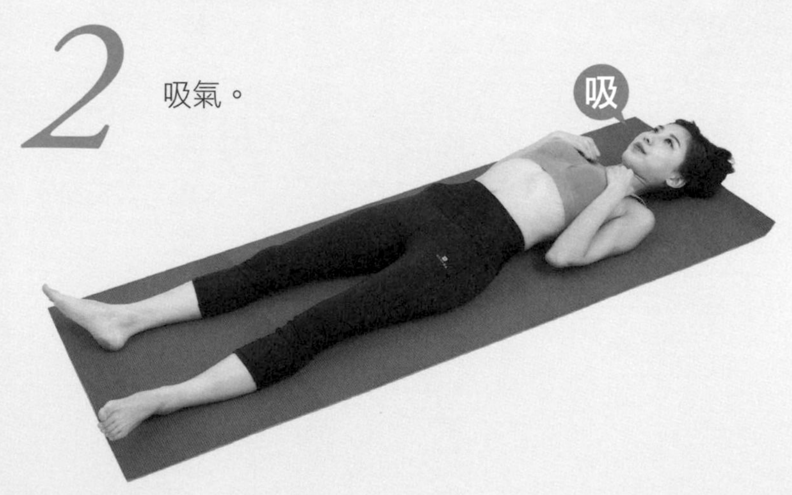

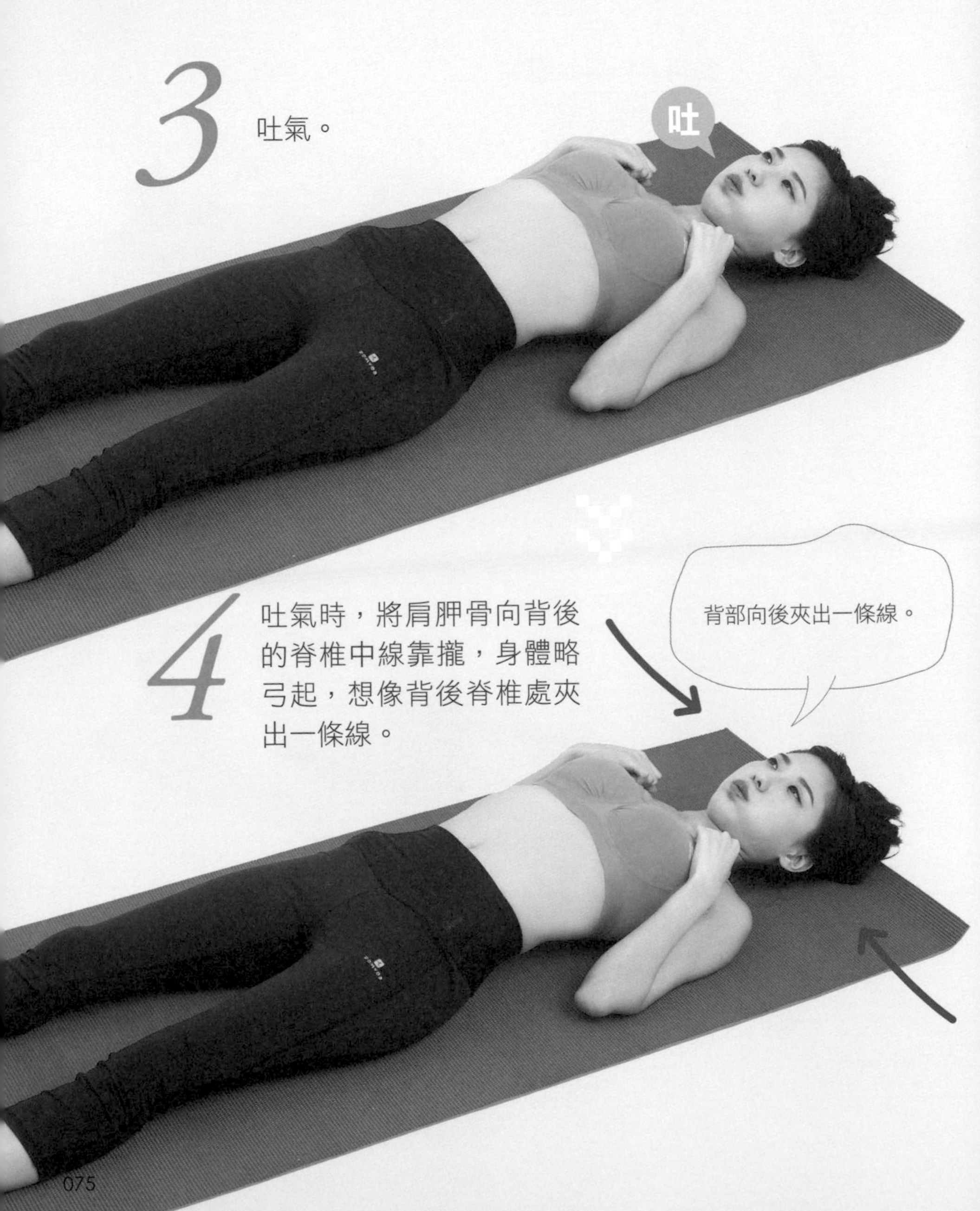
3
吐氣。
吐
4
吐氣時，將肩胛骨向背後的脊椎中線靠攏，身體略弓起，想像背後脊椎處夾出一條線。
背部向後夾出一條線。

5 維持姿勢再次吸氣，
之後憋息 4 秒。

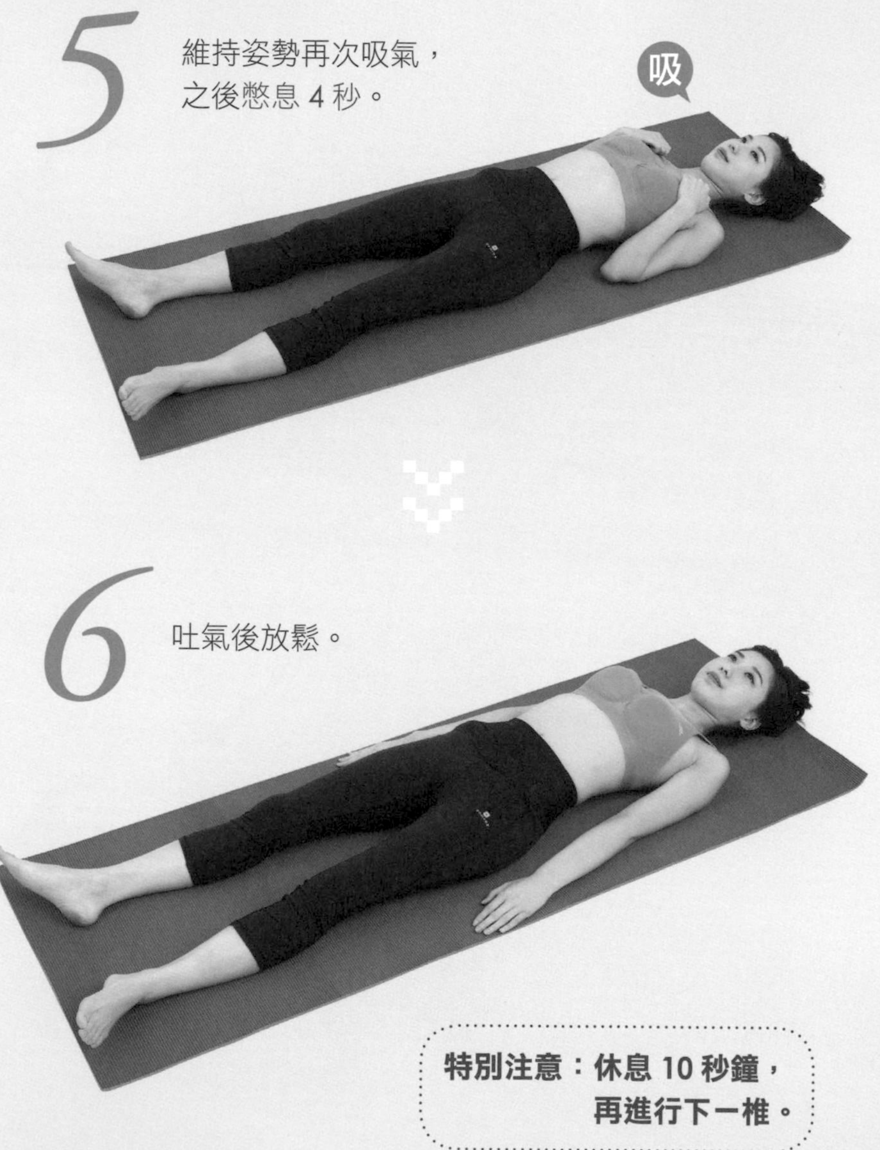

6 吐氣後放鬆。

特別注意：休息 10 秒鐘，
再進行下一椎。

練習時的注意事項

❶ 請注意：先確認自己鎖骨下方的位置，握拳貼著該處時，**肩膀勿用力**，只需輕輕握拳貼著即可。（如圖）

❷ 在練習過程，記得別讓拳頭的位置離開鎖骨下方。

❸ 練習第三椎動作時，**挺胸弓起身**，胸部可以比較凸出去。

❹ **肩胛骨向中間並攏**，要讓背後的脊椎有擠出一條中線的感覺，**脖子不可凹著**，頭不需離開床面。

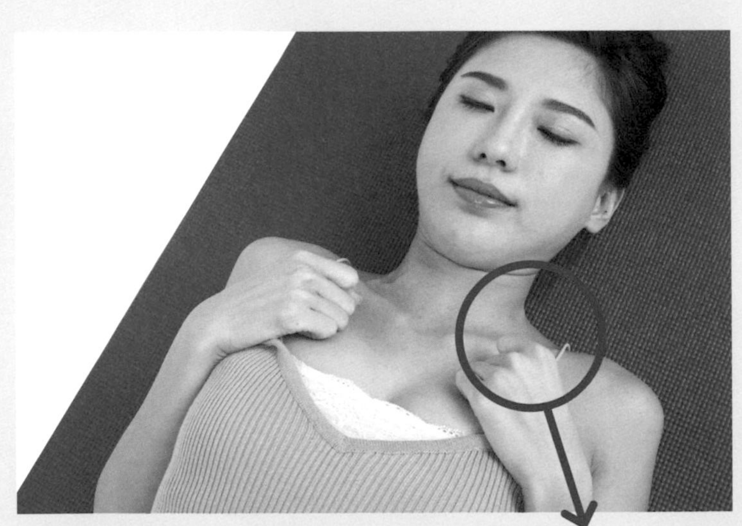

鎖骨位置

初期練習可能有的情況

❶ 有人肩膀會繃緊，過於用力握拳，記得提醒自己肩膀要放鬆。

❷ 有人手肘會有點懸空，無法完全貼放在身體兩側，背部好像有點被拉住，但也沒關係，只要有做出動作即可。

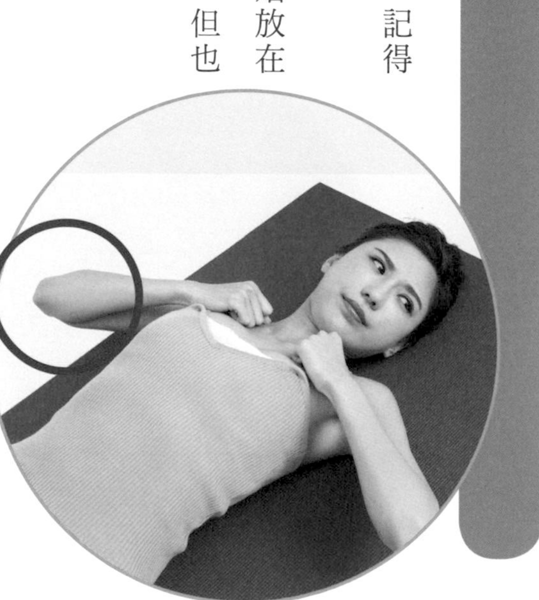

越來越進步的跡象

背後中間脊椎，在一開始會有點酸酸的，練習後胸大肌會有鼓起的情形，胸部也比較緊實。

10分鐘深呼吸：調節人體酸鹼值

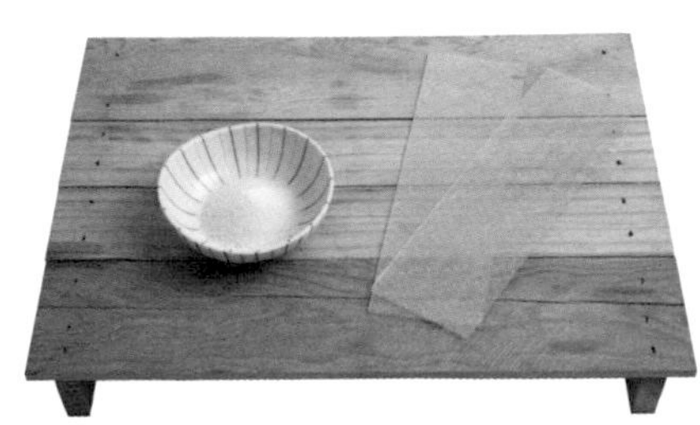

身體的酸鹼值調整，跟呼吸有很大關係，做深呼吸式的吐納練習十分鐘左右，就能讓身體血液偏向鹼性。

食療：吉利丁豐胸法

乾的吉利丁粉（成分是豬皮，葷食），一天十公克，分三餐食用。可煮成茶喝、燉湯或做成料理都行，以營養輔助胸椎體操，大約一個月後，皮膚變得更好，胸部也會增大，肋骨運動—胸椎自癒操會活化內臟，而吉利丁可用來補充膠質；常吃豬皮也有同樣效果。

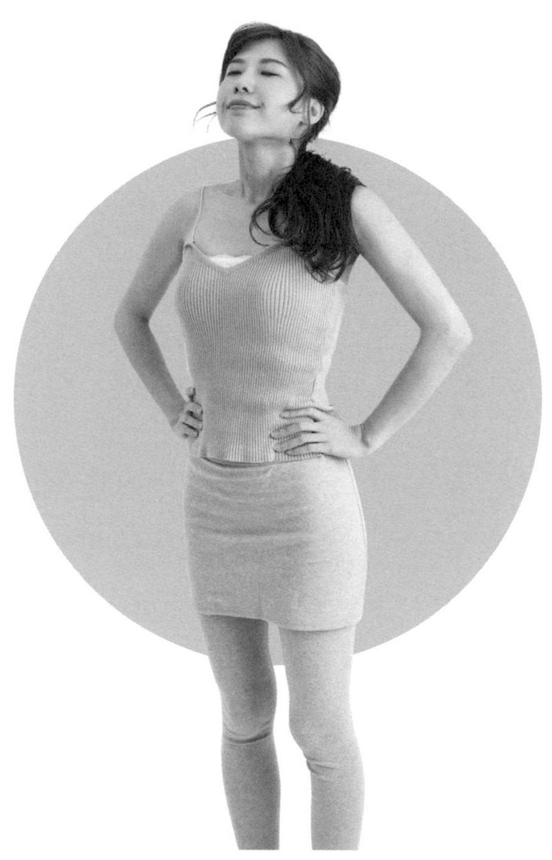

第三章

第四椎～第八椎

修復消化系統，照顧肝、胃、脾

TOPIC 4

胸椎體操

五十肩

素有「冷凍肩」外號，因為肩膀的滑囊關節受損，造成肩關節的活動受限，想要舉個手或反手到背後就痛得咬牙切齒，五十肩的問題困擾著許多人！早期是中年人較易出現症狀，但最近越來越多年輕族群出現相關問題。五十肩的症狀跟肩胛骨過緊有關，只要能放鬆肩胛，對肩膀的活動有立即的效果！

胸椎第四椎的位置與肩胛骨內側最突起點的水平線相近，也是與膏肓穴的水平交會處，練習第四椎體操可以快速地放鬆肩胛骨與其周邊的肌肉束，增加肩關節的靈活度。

另外自此開始，進入消化系統，對於排便、消化、膽汁分泌也有影響。

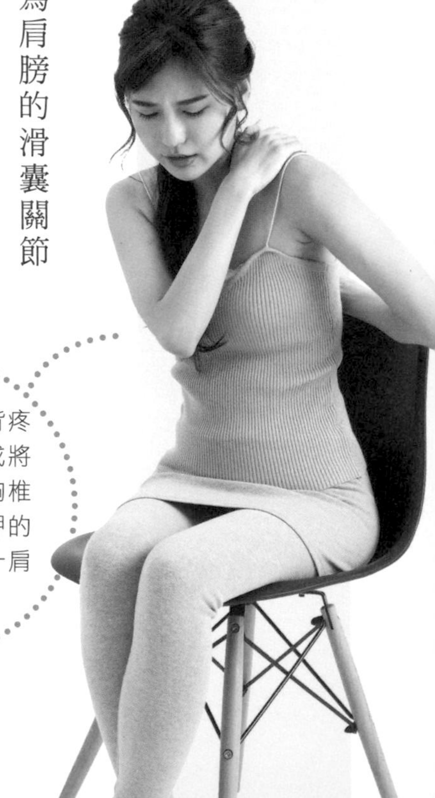

五十肩造成肩背疼痛，無法抬手或將手伸至後背；胸椎操可以舒緩肩胛的肌肉，緩和五十肩的症狀。

第四胸椎

重點 POINT

放鬆附近肌肉，改善肩胛骨過緊、肩痛與手臂靈活度。

☑ 勾選看看，你也有同樣的情況嗎？

☐五十肩	☐ 肋間痛	☐過敏體質修正
☐膽結石	☐脫水症	☐便秘
☐與肝膽分泌有關	☐影響排便、消化	☐疲勞
☐背部僵硬	☐胸悶	☐呼吸短淺

症狀與影響 Symptoms and Effects

控制部位及臟器	神經被壓迫或受累之後果
肺	氣喘、肺炎
支氣管	黃疸、癬
膽囊	背部僵硬
心臟	胸膜炎、胸痛
胸膜	乳房痛
肋間神經	肋痛、氣喘
	皰疹

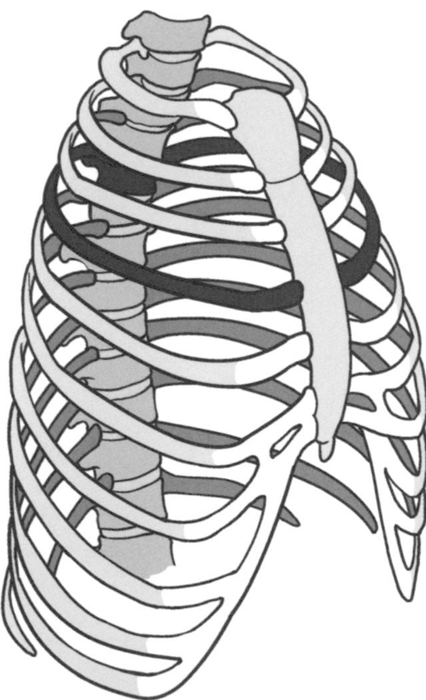

五十肩有救了！

實例故事 51歲女性，小學老師，五十肩，手抬高就疼痛

熱愛教學的徐老師，她的字體端正而且又善於書畫，常常用粉筆在黑板上即興畫出有趣的圖案、吸引學生的注意力。

可是，大概半年多前，她從駕駛座反手拿個東西，不知道是物品太重，或是當時的姿勢問題，當下有點拐到，但因為急著下車，所以只是甩甩手、沒有太在意。過幾天，她開始覺得肩膀卡卡的、酸酸的，有時要使力，突然會有點被拉住的感覺，後來竟然在要舉手寫黑板時，開始會感到疼痛！

一抬手反手摸背，都會痛！

漸漸的，她不再像以前那樣經常畫滿整個黑板，而且連穿衣服時，要將背

後的拉鍊拉起來都辦不到，因為只要手略微抬高，就痛得難受；也經常覺得胸口悶悶的、頭痛，她開始慌了！去看了醫生，醫生說她是五十肩的問題，呂老師苦笑：難道真的是年紀到了？這可怎麼辦才好呢！

當我遇到她時，她已經過復健治療，情況也比較緩和了，但反手貼著背後時，還有些搆不著，也有深處的疼痛，但她所指出的範圍，是肩胛裡面比較深層的地方，於是我教她完整地練了一遍肋骨運動——胸椎自癒操。

當練至第四椎時，她說肋骨附近有明顯拉到的感覺，肩胛骨附近會酸酸的⋯直到練完十二椎體操後，我請她將手舉起，她發現跟先前比起來，手能舉得更高了，而且疼痛也緩解了一半；先前所說膏肓一帶的不適，幾乎消失。

信心大增的她還說：「好奇特！從未有過這種體驗！就像是肋骨一根一根地被運動到，有被鬆開的感覺。」的確，這是胸椎運動放鬆操的獨特之處，但能在初期就可以直接感受到的人並不多，於是我帶著她一併連同頸椎、腰椎體操都練一遍。

整個身體更放鬆，後來她成為這套體操的實踐者天天練習。

第四椎
胸椎操
雙臂平舉

＼ 持續下去 ／

1 雙腳與肩同寬，雙手握拳，固定在鎖骨下方，拳頭要貼住不能離開，不需要刻意用力。

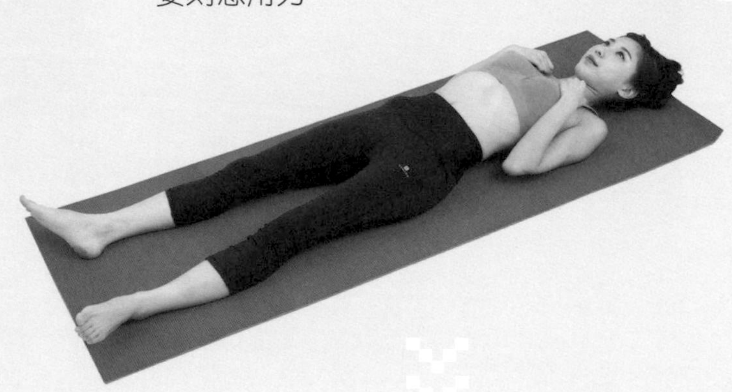

2 吸氣。

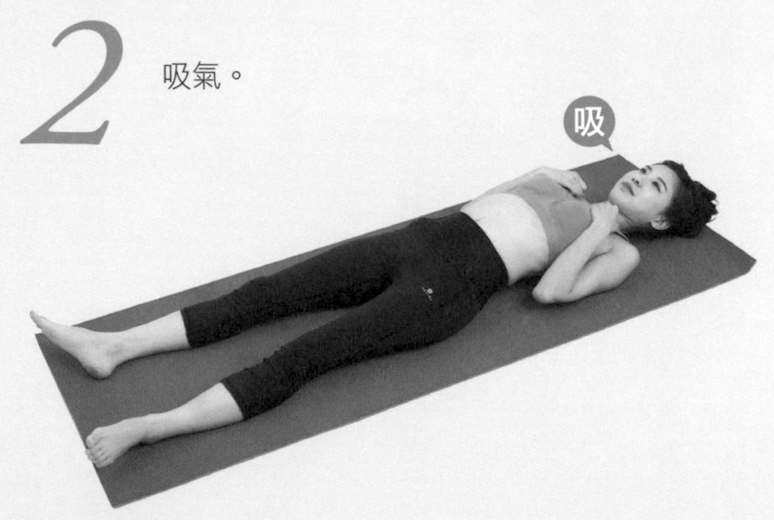

3

吐氣時將雙手貼著床面慢慢抬起，
直到與肩同高處，要保持平舉。

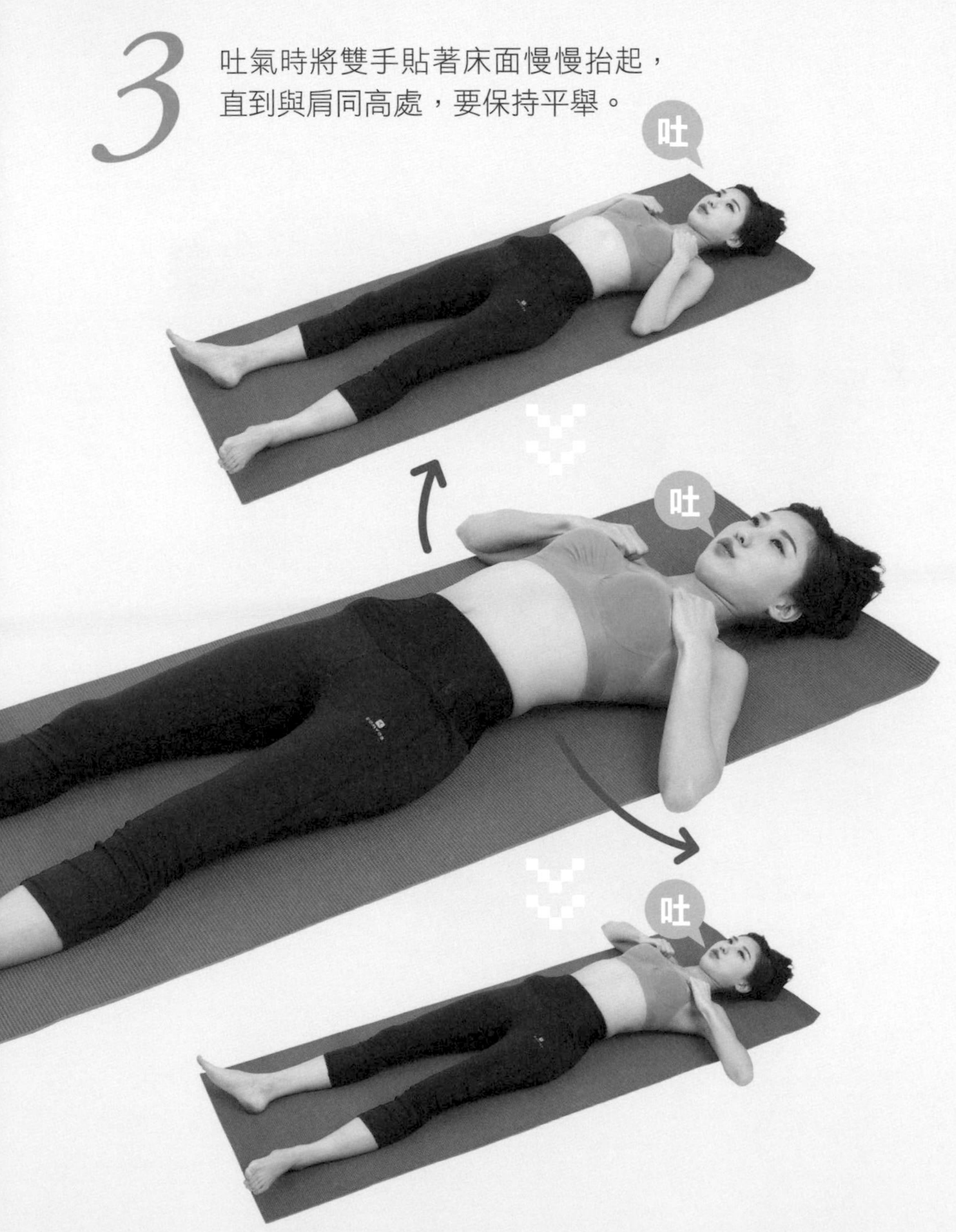

4 維持姿勢，再次吸氣，之後憋息 4 秒。

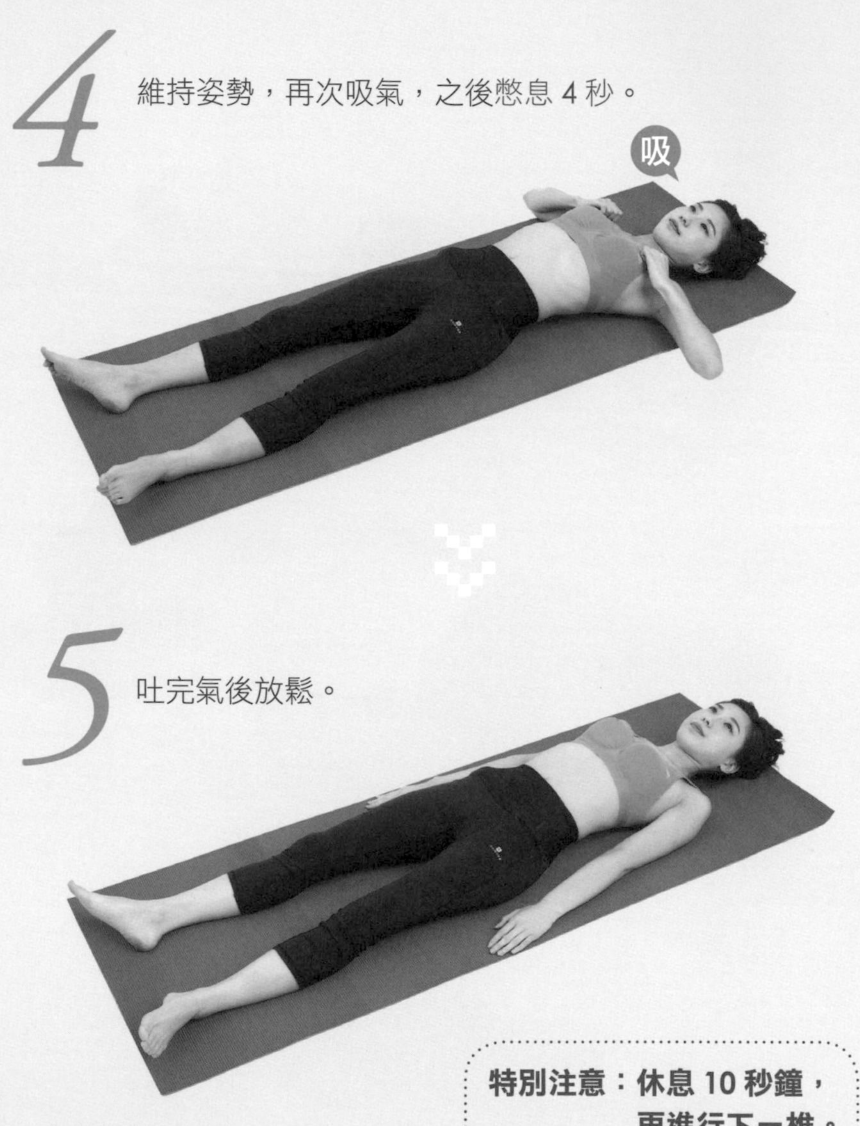

5 吐完氣後放鬆。

特別注意：休息 10 秒鐘，再進行下一椎。

練習時的注意事項

❶ 記得拳頭自然地抵住鎖骨下方的位置、不要跑掉，但也不要太用力，手肘夾住胸腔兩側，有固定胸腔的效果。

❷ 當手做兩側平舉的動作會拉到平行肌，多練幾次後，會發現胸椎第四椎的部位會癢癢的，代表正在疏通。

NG 太過用力。

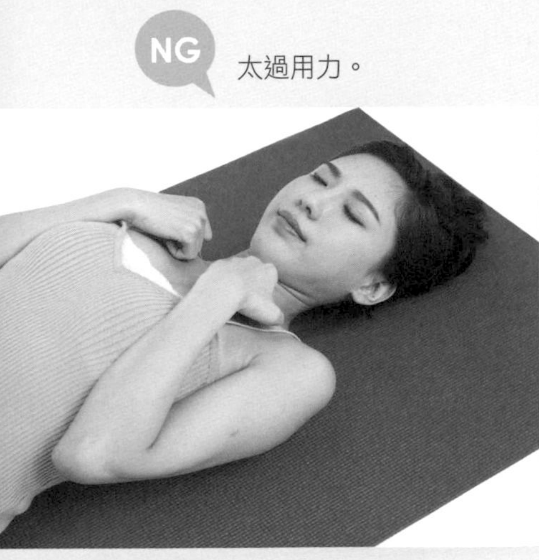

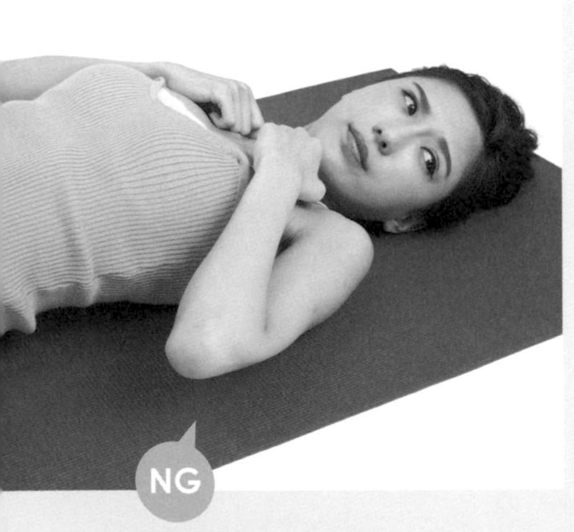

NG 手肘未放置在胸腔兩側。

初期練習可能有的情況

❶ 當手臂平舉時，胸椎第四椎的位置比較會酸，有人甚至說：酸到骨縫裡。兩隻手臂移動時，也會出現酸的感受。

❷ 做這個動作時，若手舉不太起來，也歪歪的，除了要注意背部的肩胛骨太緊之外，也顯示肝臟也需要多加保養。這種情況，平舉動作可練2～3次，動作時吐氣，暫時不需憋氣。

越來越進步的跡象

手臂越來越能平舉至與肩膀同高、而且不會感到酸，手臂也能自然輕鬆地貼放在床面。

敲打大腿可以幫助消化

第四胸椎的位置開始進入消化系統，會直接影響肝膽：膽汁分泌、排便、消化等，若此椎有問題，容易造成疲勞，膚質也會變差，臉上容易長痘痘。

想要幫助消化，有個簡單又有效的方法：在進食之後，覺得胃悶悶，好像食物都積著沒有在消化，此時，可以坐下來，放鬆地反覆敲打大腿，**從大腿的根部敲打到靠近膝蓋的地方**，因為這個部位是脾胃的反射點，敲打約 1 ～ 3 分鐘，只要有打嗝了，就可以停下來。

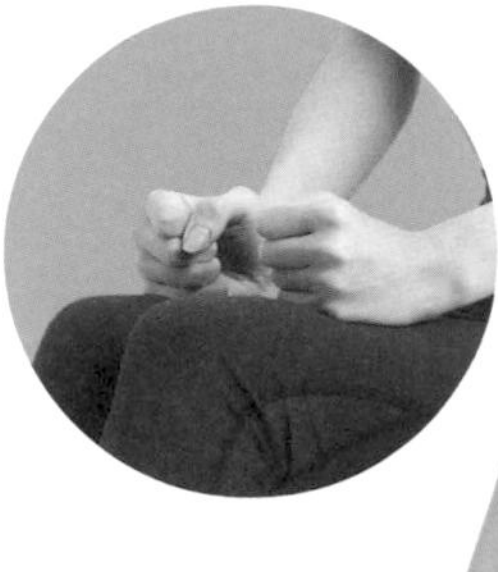

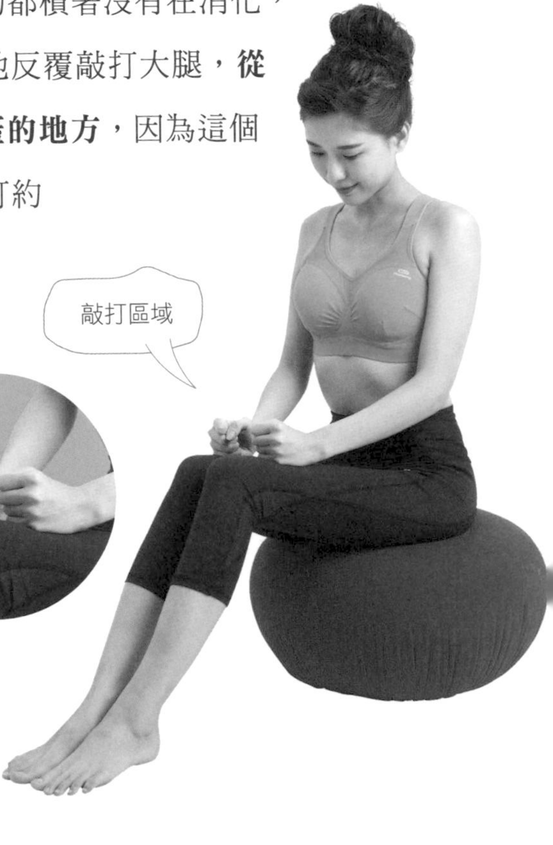

敲打區域

“胃脹氣、消化不良、胃酸過多

很多生活節奏緊張的人，常常會用「悶」來形容肚子的感覺，尤其在進食後，胃腸好像睡著似的不動，肚子沈甸甸的，就是那種「好堵又堵」的感覺；然後，開始覺得有些昏沈。

原因是當胸椎周邊組織緊繃、神經傳導不順時，對胃腸有直接的影響，久而久之會造成潰瘍；但是胃脹氣，胃酸過多，或消化不良，已經是現代人熟悉卻很困擾的通病，如果能強化第五胸椎，就能直接緩解胃腸問題。

在「腰椎回正」書中，提過的三、四椎自癒體操，可以將血液調度到腸道中幫助蠕動；到了胸椎第五椎體操，則直接按揉胃腸，將過多水份排出，促進蠕動。除了能調度血液，提升胃腸的神經傳導，其位置接近胃與十二指腸，影響更直接！

第五胸椎

重點 POINT

可以按揉到腸道，促進腸胃蠕動。

☑ 勾選看看，你也有同樣的情況嗎？

☐ 胃與十二指腸潰瘍　☐ 胃酸過多　☐ 背部僵硬

症狀與影響 Symptoms and Effects

控制部位及臟器

肝、膽

脾、胃

胸膜

橫膈膜

肋間神經

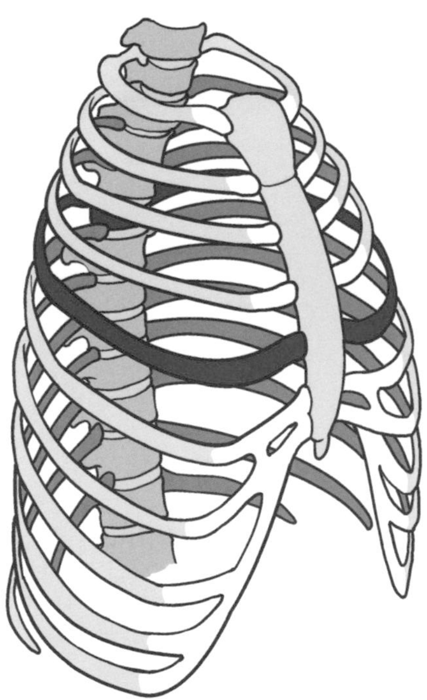

神經被壓迫或受累之後果

肝炎（癌）

膽囊炎、脾腫大

胃（賁門）炎

胸部疼痛

貧血、低血壓

血液迴圈不良

背部僵硬關節炎

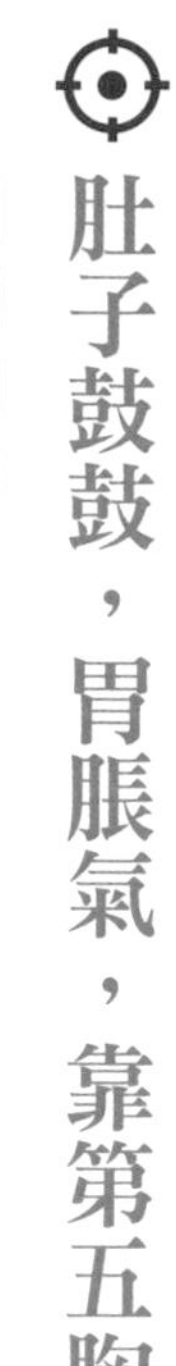

肚子鼓鼓，胃脹氣，靠第五胸椎解除！

實例故事 **35歲女性，胃腸消化不良、經常脹氣、看起來像懷孕**

剛進門的蘇小姐一臉沮喪模樣，原來在搭捷運時，有位先生讓座給她，雖然已經不是第一次了，但她還是覺得丟臉到想找個洞鑽進去！「我沒有懷孕啦！」她在心中大喊，但她的肚子看起來真的就像懷胎好幾個月的模樣，這個胃脹氣的問題困擾她兩年多了。

邊吃邊工作，吃飽飯肚子悶悶的！

蘇小姐是廣告公司的文案高手，高高的額頭、細長的鳳眼，配上纖細的四肢，真的很文青！原本就喜歡思考，加上平時邊吃邊工作的習慣，胃腸問題好像是她必然的美麗與哀愁。但近一兩年，她越來越困擾的是：經常在用餐過後，肚子總是悶悶的不說，甚至會覺得胸悶，吸氣也有點費力，同時脖子也會覺得緊緊的，背部也經常有拉住的感覺，變得不容易入睡。

「人要有勇氣、有志氣，但我只剩下脹氣，唉！」她垂頭喪氣地說著。看著她那明顯得很外向的胃肚，於是我讓她練習起胸椎體操，在練到第五椎時，她的中腹明顯地變得比較平坦，而且原本胃脹、胸悶的感覺也疏通了。

胃脹氣造成肚子凸出，嚴重時甚至會胸悶、呼吸不順，肋骨運動一自癒操可以舒緩。

\很容易/

第五椎
胸椎操
抬中腹

1 雙腳與肩同寬，雙手握拳，固定在鎖骨下方，拳頭要貼住不能離開。

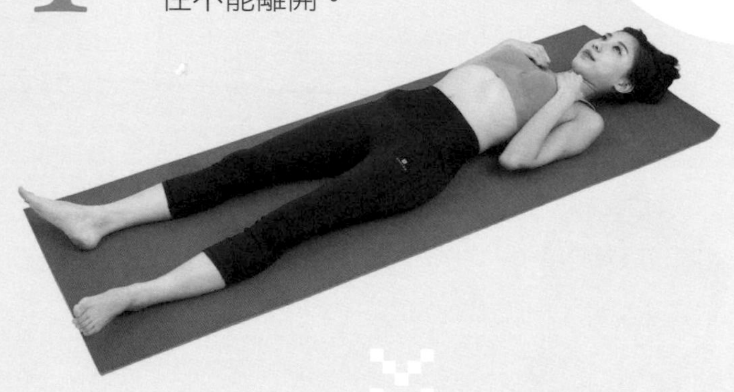

2 吸氣。

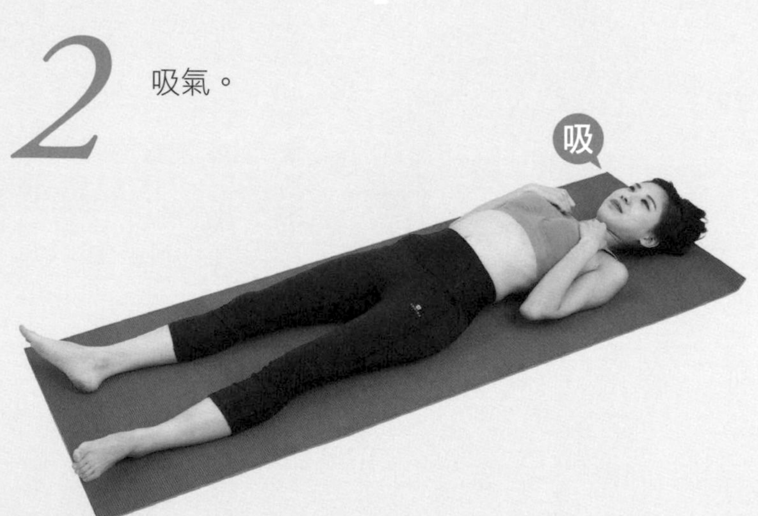

3 後吐氣，身體的中腹（胸骨下部至肚臍之間）盡量凸起，能多凸就多凸。

4 維持姿勢，再次吸氣，之後憋息 4 秒。

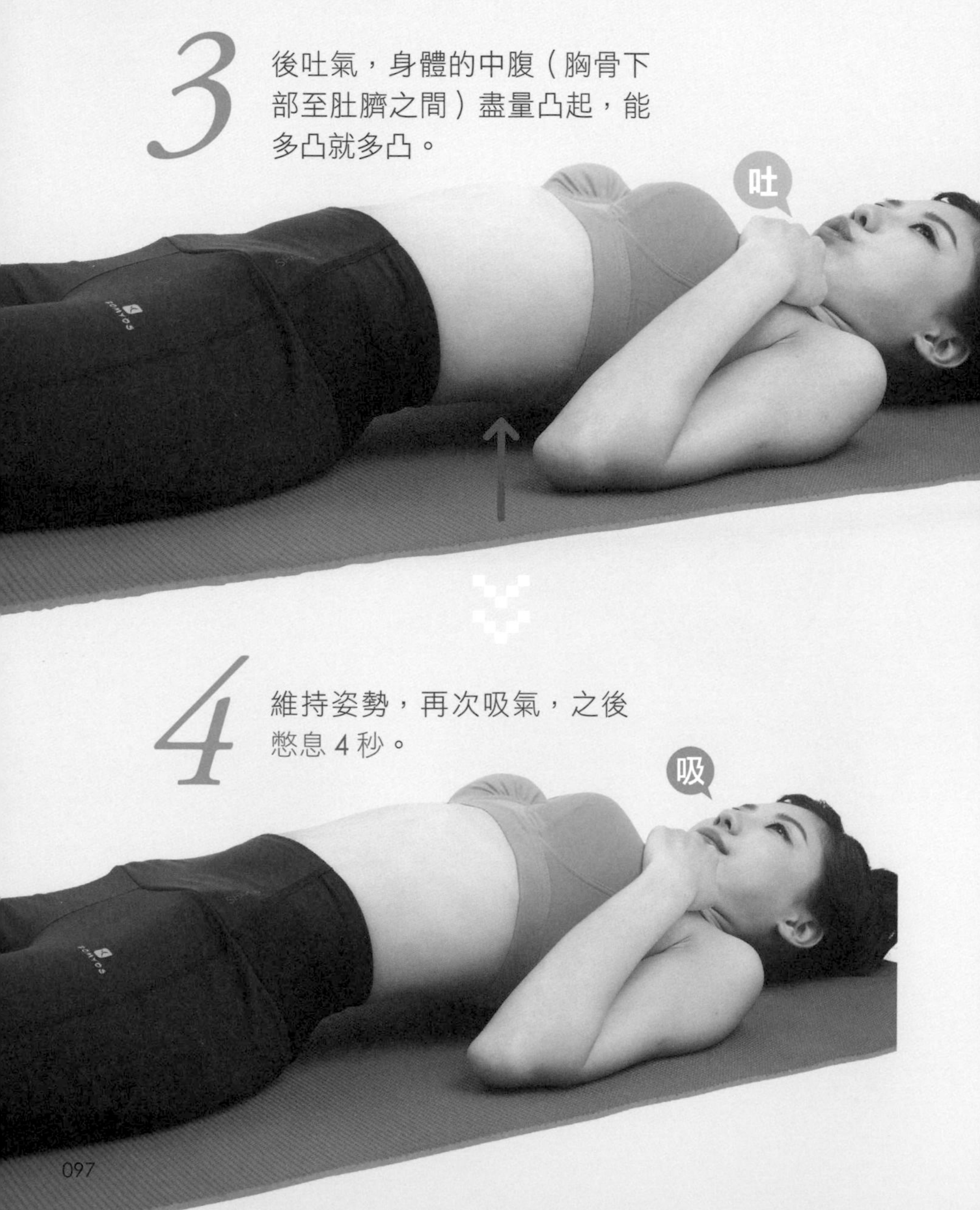

5 吐氣後放鬆。

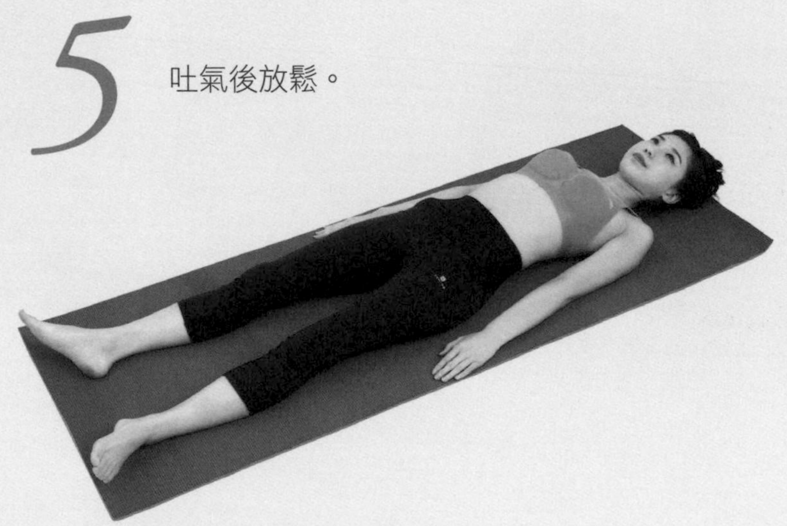

特別注意：休息 10 秒鐘，再進行下一椎。

練習時的注意事項

❶ 請注意：**胸椎體操不要只做一椎**，以第五椎為例，要同時做三、四、五、六椎，不能只單做第五椎，因為比起頸椎、腰椎而言，胸椎間距比較密，所以一**次至少要做四椎，上、下、左、右都有動到，比較安全有效！**

❷ 練習時，**拳頭必須貼住鎖骨下方**，即使在做動作時，也請盡量**不要讓拳頭移位**，手肘在胸腔兩側，能自然貼放床面。

❸ 中腹凸起時自然就好，不需刻意用力，肩膀也要記得放鬆。

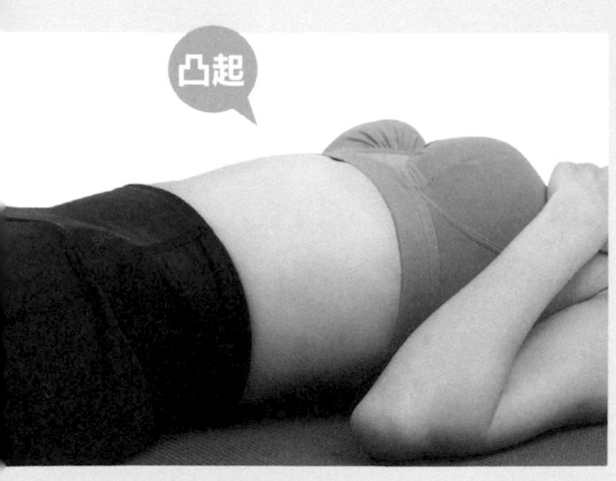

初期練習可能有的情況

❶ 有人在做動作時，會覺得自己的中腹凸不太出來，沒關係！只要將注意力放在中腹，有做出「凸起動作」即可。

❷ 若手肘無法完全貼放在床面也沒關係，**重點在拳頭貼住鎖骨下方**。

越來越進步的跡象

肩膀與手肘能自然地完全貼放在床面，而且可以看到中腹馬上變得比較平坦。

按中指止胃痛法

當我們過度緊張時，胃腸總是率先發難；如果輕壓胸骨以下、肚臍以上的部位，感覺到脹脹硬硬的，那表示可憐的胃還在痙攣！所以有習慣性胃痛的人常會出現：飽也痛、餓也痛、睡也痛、醒也痛！

有個方法很容易就能緩解胃痛現象，來！伸出你那可愛的中指…什麼？罵人就不會胃痛了？別會錯意，麻煩請注意你的手勢，可別胃痛還沒解除，就已經被 K 的滿頭包！來，用手指甲使力掐住中指的根部，也就是戴戒指的地方，因為**中指的根部正是胸腔神經叢的反射點，按壓此點可以釋放胃周邊的神經電流**，你可以感受到一股暖流或涼涼的感覺，如閃電般釋放，舒坦多了。

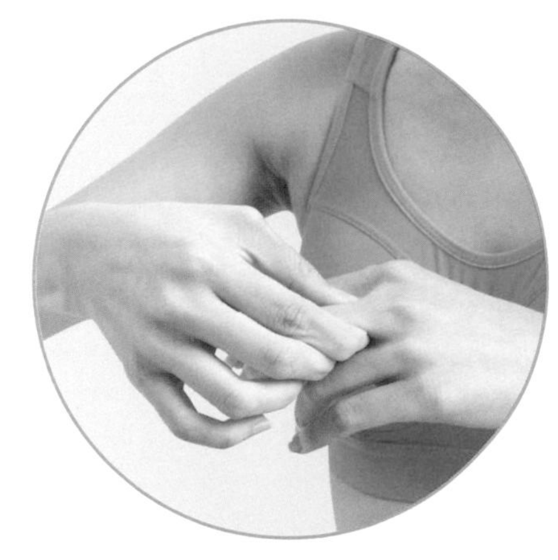

按壓中指根部，左右手皆可，可緩解胃痛。

TOPIC 6

胸椎體操

背痛

搬重物時如果姿勢不正確、施力不當，容易造成肩背疼痛，影響到心跳、胸悶、睡眠品質，還可能消化不良。

除了受到外力撞擊的扭傷、挫傷之外，許多背部的慢性疼痛來自於久坐而且姿勢不良。當胸椎區域有狀況，許多人直接的感受像是：背部中段不舒服、胸悶、疼痛，有時會牽引到膏肓。所以常會看到有人摸著後背，說自己的膏肓會痛！其實，若是因胸椎問題引起的不適，並非真正的膏肓痛，而是是肩胛骨的問題！

透過胸椎第六椎的體操，即時鬆開肩胛骨，舒緩深層肌肉束，緩解背痛，但因為胸椎的排列較密集，所以有背痛者，至少從胸椎一練到第六椎體操，對背痛的解除更有幫助！另外，胸椎第六椎也跟心臟的壓力有關，容易盜汗者，或者流不出汗者，也適合練習此動作。

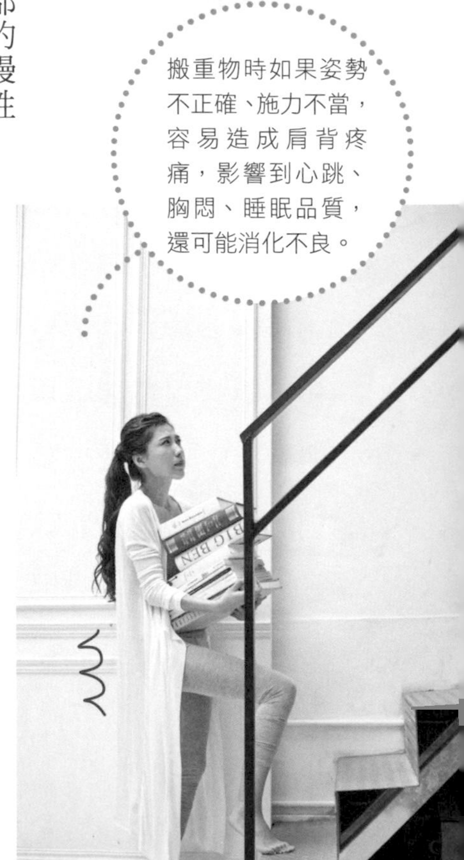

重點 POINT

第六胸椎

處理長期背痛、盜汗、或總是流不出汗的問題。

☑ 勾選看看，你也有同樣的情況嗎？

□背痛	□糖尿病	□肝病	□盜汗
□心跳過快	□狹心症	□新陳代謝異常	□消化不良
□胃炎	□十二指腸潰瘍		

症狀與影響 Symptoms and Effects

控制部位及臟器

肝、膽

脾、胃

十二指腸

胸膜

血液

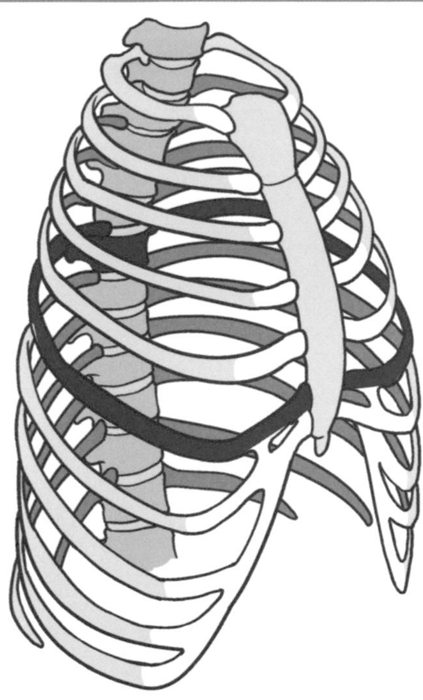

神經被壓迫或受累之後果

胃炎、胃痛

胃灼熱感

嘔吐、消化不良

口內火氣大

十二指腸潰瘍

II 型糖尿病

背痛

胸部疼痛

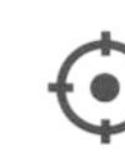

不良姿勢引起肩背疼痛！

實例故事　65歲男性，退休人士，背痛。

公務員張科長退休後，決定在老家的地種些蔬果自給自足、分享給親友，算是退休後的休閒。筆拿了一輩子，一下扛起鋤頭和肥料，比他想像中難，才幾個月就覺得腰酸背痛；特別是肩背疼痛，尤其在肩胛骨附近，低頭時背部更不舒服，好像被拉著的感覺！有時候心跳會變得很快，也不太會流汗，胸悶，睡眠也變得不好；本來胃腸還好，現在也常覺得消化不良了。

檢查都做了，到底哪裡出問題？！

該做的檢查都做了，心、肝、肺也沒什麼問題，嘗試了很多方法，就是得不到明顯的改善。他想起多年前曾車禍受過傷，當時沒有大礙、沒住院治療，會不會是當年的舊傷引起的？還是像大家說的：一退休就全是毛病！

看到張科長時，他說脖子緊緊的；背痛也有可能是頸椎引起的，所以我請他從頸椎體操開始做起，完成後，他說：脖子鬆了許多、轉動也順暢了，但是背部還是不舒服。

此時，可以更加確定他的胸椎有問題，繼續胸椎動作，練至三、四椎動作時，他感覺背部原本疼痛處會有牽引的感覺；第五椎進行時，覺得胸椎中段兩側肌肉會酸酸的；做至第六椎體操，背部有了鬆弛感，身體的扭轉也比較俐落；七、八椎，因為跪坐時腳背會痛，請他直接從第九椎繼續，直到完成十二椎體操後，他感覺背部舒服多了。

因為背痛，他幾個動作的完成度約只有六成，但當整個胸椎體操練過一遍之後，整個背部好像被釋放了，當下至少鬆開五成以上。

\進行一半了/

第六椎
胸椎操
法老式扭轉

1 雙腳打開約 60 度，雙手交叉同樣貼住鎖骨，或雙手交叉抱住胸部，左右手皆可在上。

2 仰躺時，先吸氣。

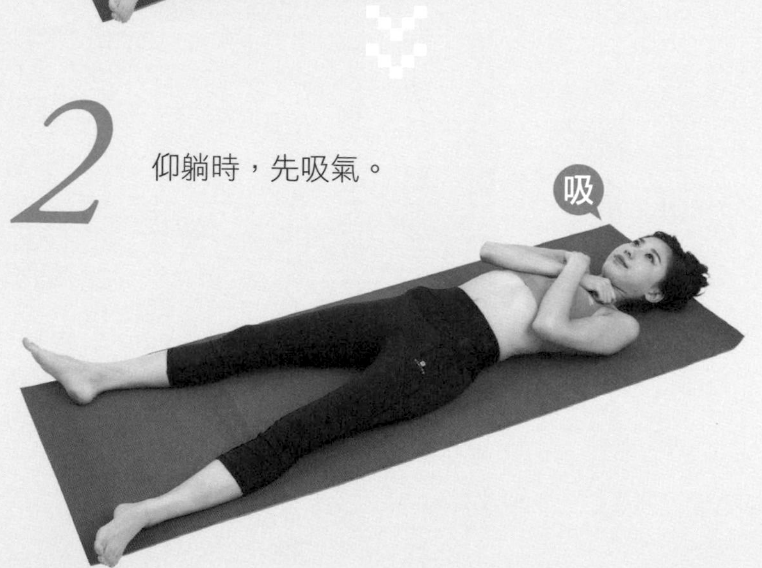

3 之後一邊吐氣、一邊往左邊轉動，左邊手臂要貼到床面，貼到地面後即可回到中間仰躺。
下半身放鬆，跟著自然轉動。

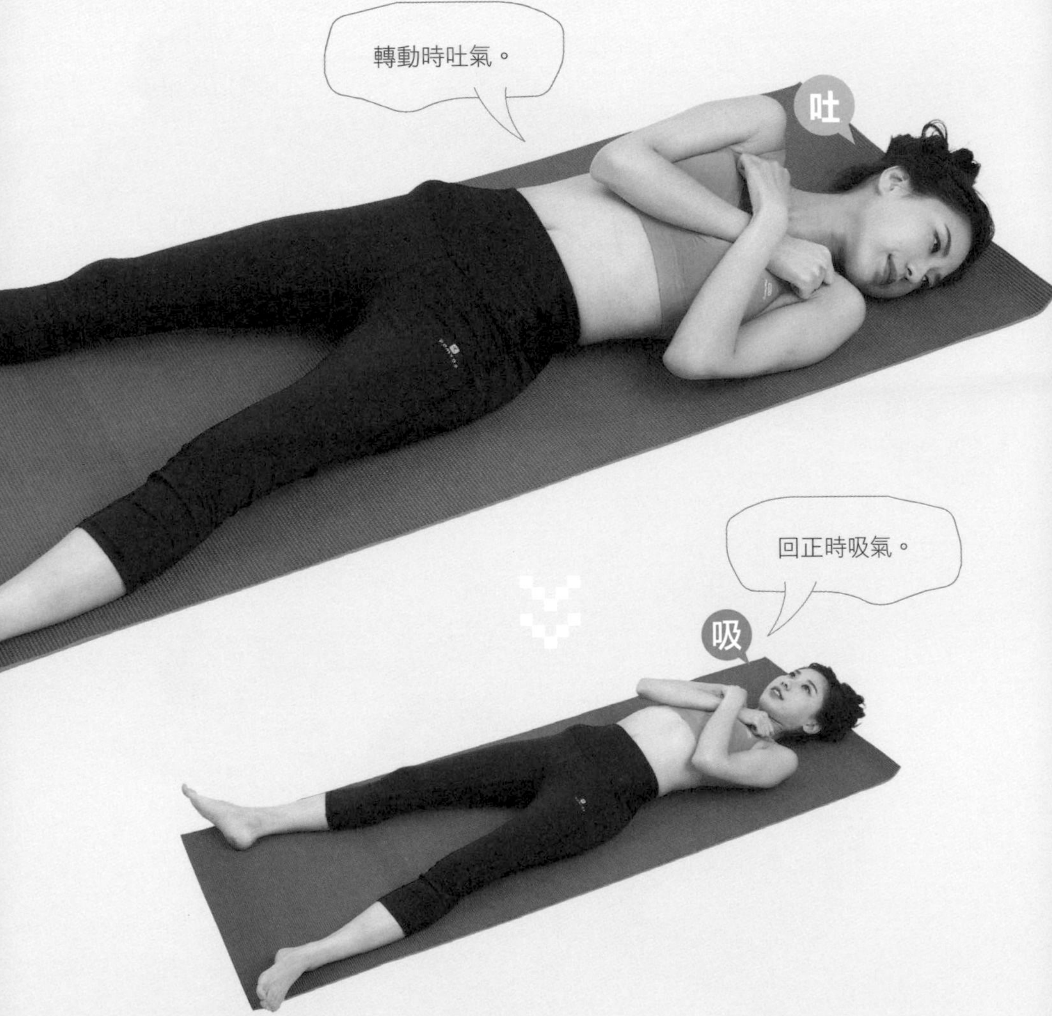

4 右邊同樣動作再來一次，記得仰躺時吸氣、轉動時吐氣，左右扭轉各五次。

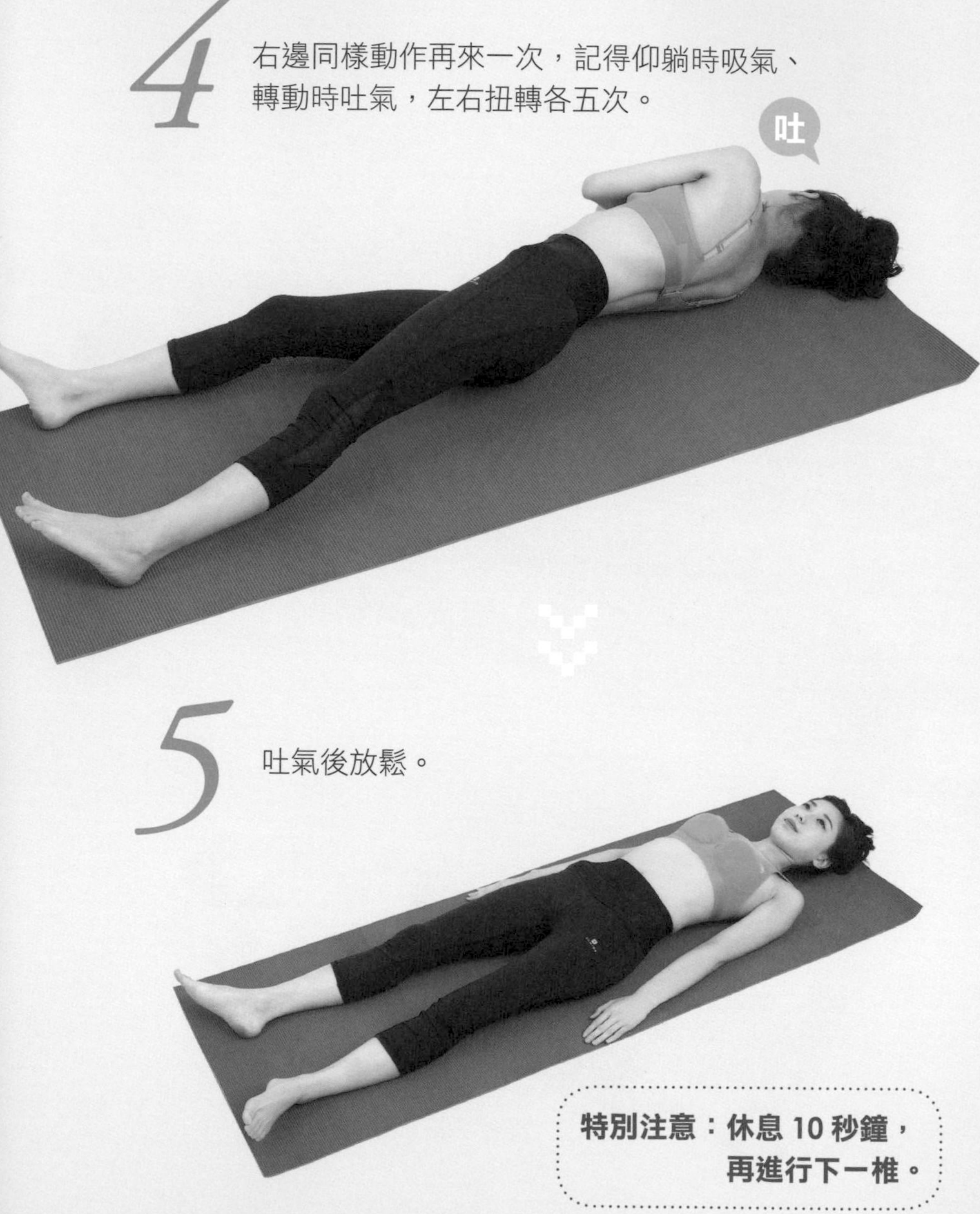

5 吐氣後放鬆。

特別注意：休息 10 秒鐘，再進行下一椎。

練習時的注意事項

❶ 請注意：胸椎第六椎的動作對鬆開背部有明顯效果，但若是背部很緊的人，在轉動時，幅度不需太大或刻意用力，**即使暫時手肘無法貼到床面也沒關係，只要有做出左右轉的動作即可**，因為背部太緊，本身的活動較易受到限制。

❷ **此動作重點在上半身，下半身請放鬆，跟著自然轉動即可**。每個人轉動的幅度不同，請以自己能輕鬆做到的最大角度為原則。

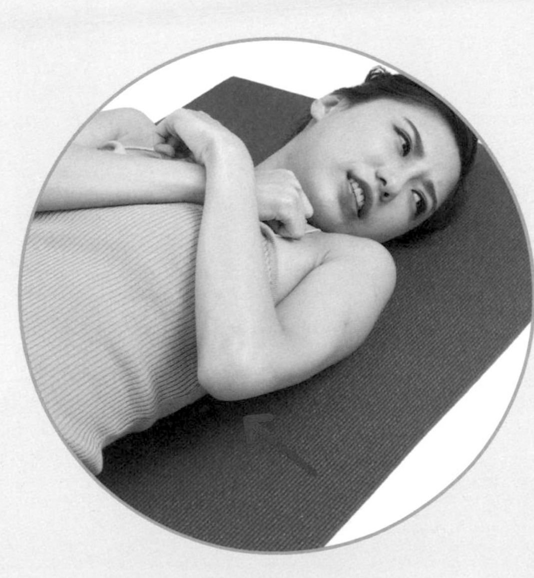

移動時手肘無法貼到床面沒關係

初期練習可能有的情況

❶ 有的人身體在左右轉動時，手肘無法碰到床面，甚至轉不到一半的角度。（如圖）

❷ 這個姿勢連動時，腰間與臀部也會牽引到，正常來說會有伸展的舒適感，若腰背有些肌肉束較僵硬，可能會覺得緊緊的，轉動上比較不順。

越來越進步的跡象

❶ 此椎動作需左右轉動個五次，練習時，自己就能感受到越到後面，轉動的幅度越大，手肘也離床面越來越近，而且越來越不費力。

❷ 轉動時身體越來越放鬆，腰背的扭轉也能體會到舒適感。

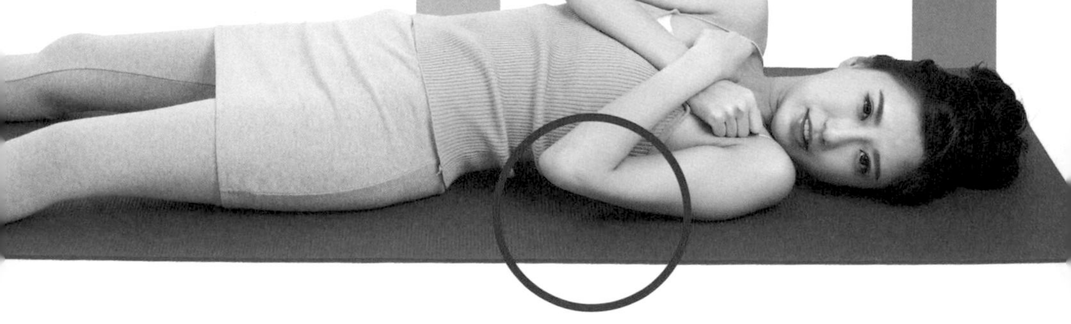

按壓厲兌穴，改善腸胃不適

受到風寒時，為了抵禦外侮，身體的膀胱經會變得興奮，因此會過度逆滲透水分，將過多水份送回身體，導致血液含量過高、血管飽脹，造成 - 高血壓。

受風寒也會讓過多水份停留在胃裡，也會出現食慾不振、消化不良的情形。這時，可按壓檢查第二腳趾指甲處外側，也就是厲兌穴，胃不好的人按壓此處會有明顯的疼痛感，相對的，按壓厲兌穴也能緩解胃腸不適。

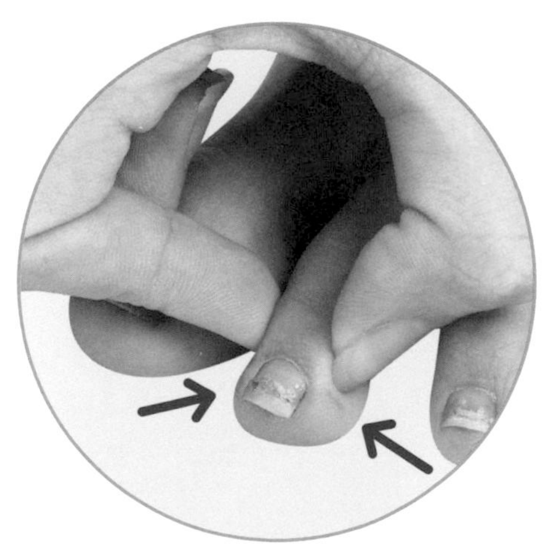

按壓厲兑穴可排除胃中過多水分，進一步舒緩食慾不振、消化不良、腸胃不適的症狀。

抽筋

小腿抽筋有可能是電解質失調，第七椎胸椎體操可調節身體濕度，減少抽筋現象，加強身體協調性。

身體容易抽筋常見的原因包含有：水份流失、電解質失衡、血液循環不良、靜脈回流不佳，包含鈉、鉀、氯、鈣……等成分的電解質，影響著人體機能的運作。雖然運動後有可能流失電解質，但有些人根本沒運動也沒流汗，還是會有電解質失衡的問題，這跟身體的水份調節異常有很大關連。身體的水分多寡與電解質濃度有關，但這不是光靠喝水就能解決的，要如何讓身體的濕度正常，自然適度地保有水分？

胸椎第七椎可調節身體濕度，對平衡電解質也有所助益。體操能減少身體抽筋的現象，且保養此椎對本體感覺有所助益，能加強身體的協調性。

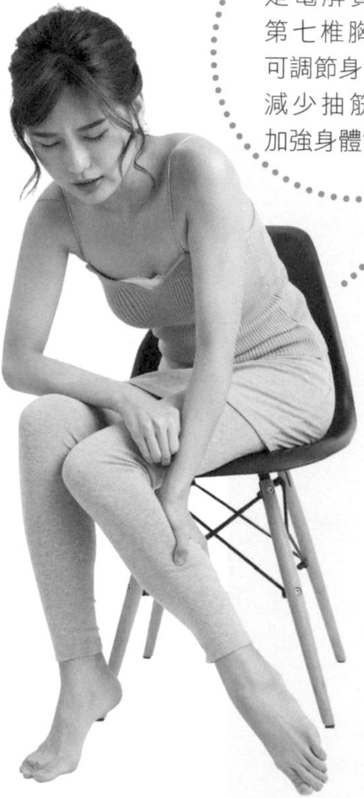

第七胸椎

重點 POINT

能調節體內濕度，保持電解質平衡！

☑ 勾選看看，你也有同樣的情況嗎？

☐腳麻	☐食慾不振	☐消化不良
☐糖尿病	☐神經衰弱	☐身體抽筋

症狀與影響 Symptoms and Effects

控制部位及臟器

肝、膽

胃

十二指腸

胰

肋間神經

腹膜

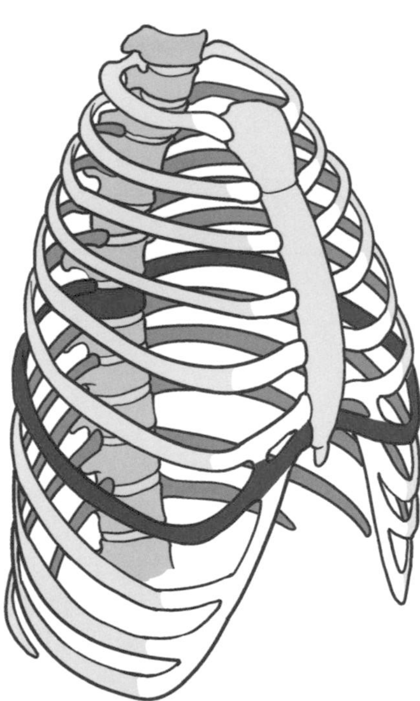

神經被壓迫或受累之後果

胃（幽門）炎、胃痛、胃潰瘍、胃下垂

消化不良、口臭

十二指腸潰瘍

II 型糖尿病

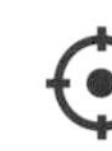

電解質平衡，小腿不抽筋！

實例故事　52歲女性，家庭主婦，從抽筋到發麻。

早上醒來伸個懶腰，沒想到小腿竟然抽筋了！小腿肚硬得像塊石頭，痙攣的疼痛讓阿霞眼淚都飆出來了，她試著把腳趾伸直，但是幾乎沒有效果；她的先生剛好到國外出差，沒人可以幫忙，只好咬著牙等疼痛過去。等抽筋終於緩解後，阿霞一整天，拖著棒子腿在移動，緊繃感好幾天過後才消失。

阿霞姐向來對自己的腿很滿意，說是天生麗質，沒什麼特別保養或按摩，兩條腿線條就是又直又勻稱。不論寒暑，她喜歡穿短裙展現自己的優點，但是已經好一陣子了，她的小腿開始隔個幾天就抽筋，有一次出現在夏天、睡覺時，吹冷氣不夠，還得轉電風扇才夠涼。到後來，不管氣候冷熱，經常大半夜或一大早就被抽筋叫醒，痛怕了，導致她醒來時，習慣性想要伸展就會先自己喊

「卡」，沒想到情況愈來愈嚴重，後來腳也開始會麻、尤其久坐之後更明顯。

胸椎體操改善抽筋和睡眠品質！

當我問她要不要試試胸椎體操時，阿霞訝異地說：嗄？抽筋跟這個有關喔？其實，抽筋也有可能是電解質失調，胸椎第七椎的動作跟電解質平衡有關，但是胸椎體操不適合只做單一椎的動作，需要上下連動，效果會更明顯；且阿霞的腹部與腿部比較緊繃，不適合一開始就直接跪坐平躺，於是我請她從第一椎開始練起，讓她的上半身逐步放鬆。

果然，她完成不了「第七椎的動作」，整個大腿緊繃得很，跪坐時腳背也不舒服。我讓她先完成其他幾椎的動作，最後再回頭來練習，就比較能做到了。持續練了兩週後，阿霞開心地告訴我：「最近沒有再抽筋了耶！睡眠品質也變好了，不會老是被痛醒！」現在，她終於能放鬆享受伸懶腰的樂趣了。

\ 加油！/

第七椎 胸椎操

跪躺法

1

先跪坐，膝蓋併攏、腳合在一起，之後慢慢仰躺下來。

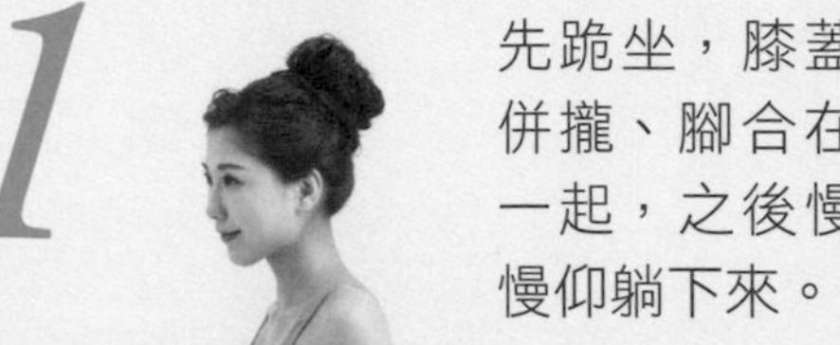

2

雙手握著小腿外側或腳踝，手要伸直。

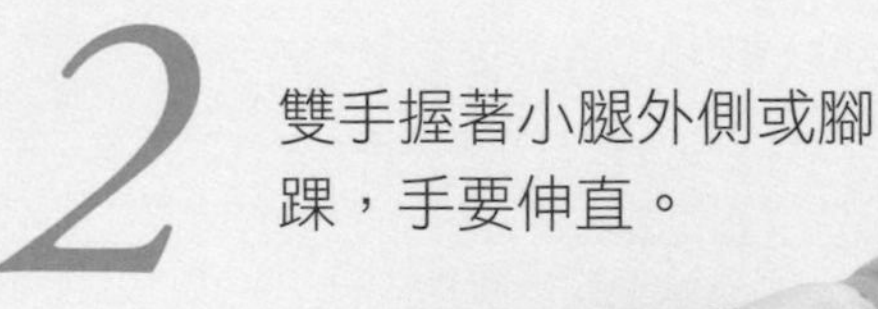

3

先吸氣。

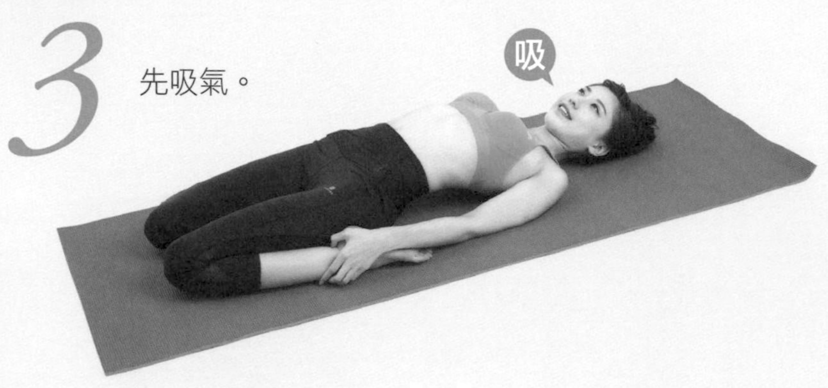

4

吐氣，吐氣時將上半身略抬起，只要頭與肩膀略抬起即可。

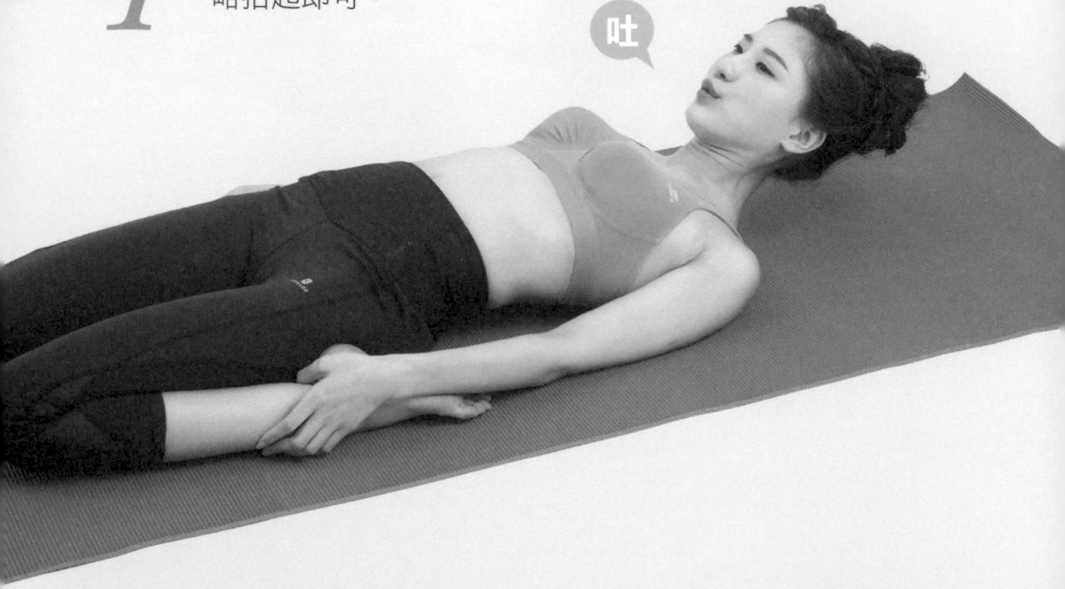

吐

5 維持姿勢，再次吸氣，之後憋息 4 秒。

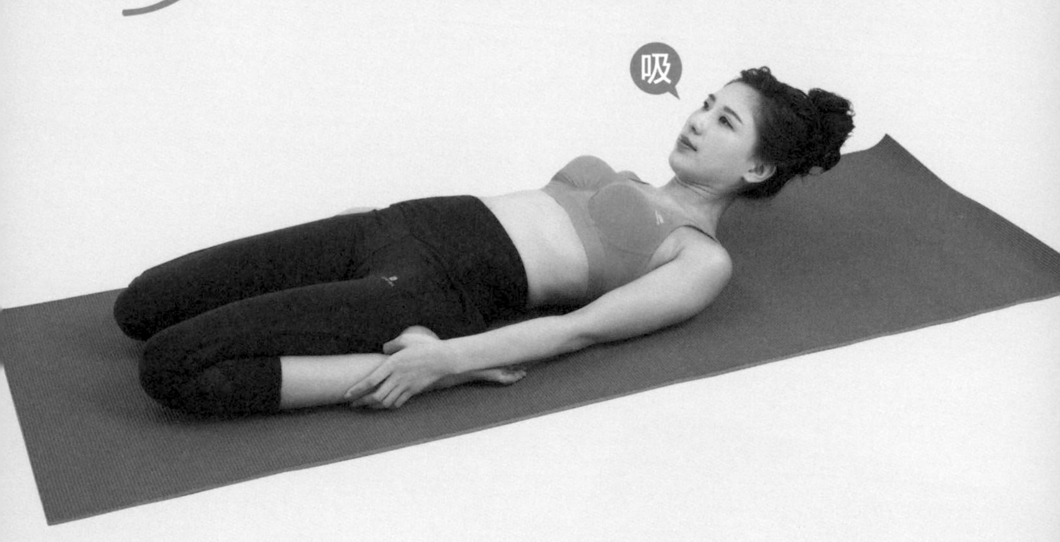

特別注意：休息 10 秒鐘，再進行下一椎。

練習時的注意事項

❶ 請注意：首先注意自己跪坐時，**腳背會不會疼痛？或是大腿是否緊繃得不舒服？**導致無法順利仰躺下來；若有這樣情形，**請先跳過第七、第八椎動作，先完成九至十二椎的動作後，再回頭來練習。**

❷ 若還是**無法完成跪坐後仰躺下來，平常可練習跪坐的姿勢（如圖）**，再持續練習其他各節胸椎體操一段時日，即能漸進式完成。

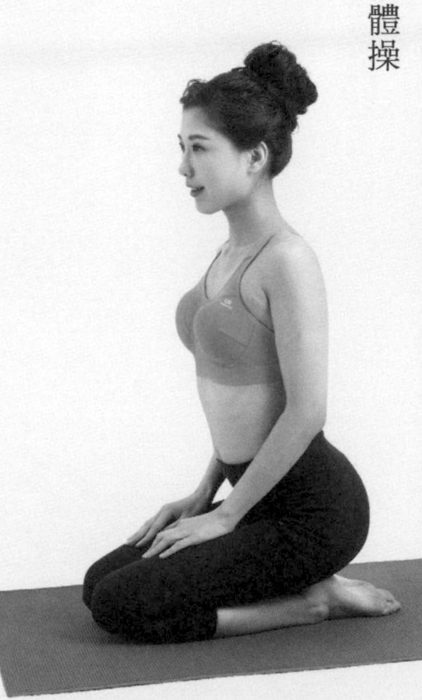

初期練習可能有的情況

❶ 仰躺時，有些人身體中段會懸空，形成拱橋的形狀，無法伏貼下來，這是因為肋間無法鬆開，緊張的腹直肌拉住了肋骨。通常這樣的人會出現呼吸較急促、氧氣交換量不足的狀況。

❷ 有些人則是背部可以服貼的仰躺，但小腿無法貼近床面、膝蓋會翹起來。

❸ 能仰躺之後，卻暫時還無法將頭與肩膀略抬起，沒關係，可先連續幾天練習，能放鬆地仰躺後，再接著完成抬起頭與肩的動作。

膝蓋翹起　身體中段懸空

越來越進步的跡象

當跪坐時，感受到大腿與腳背不再緊繃或疼痛，就可以接近順利完成主要動作了。對於最初根本不敢或無法跪坐後仰躺的你來說，持續練習後，能完全自然服貼在床面，就值得拍拍手了！

按揉抽筋處，有效停止

除了電解質失衡，小腿肚抽筋也跟體溫過低有關，當靜脈回流不佳、送回心臟的血量不足，身體會啟動緊急機制，透過小腿肚量收縮，加速血液循環。

此時，可直接按揉抽筋處，讓前列腺素、內皮素互相綜合，就能停止收縮與抽筋。另外，經常會抽筋的人，應盡量避免開著冷氣又吹電風扇，這會讓身體的水分快速散失，尤其夜間休息時，若還直接對著腿吹，更容易引起抽筋。

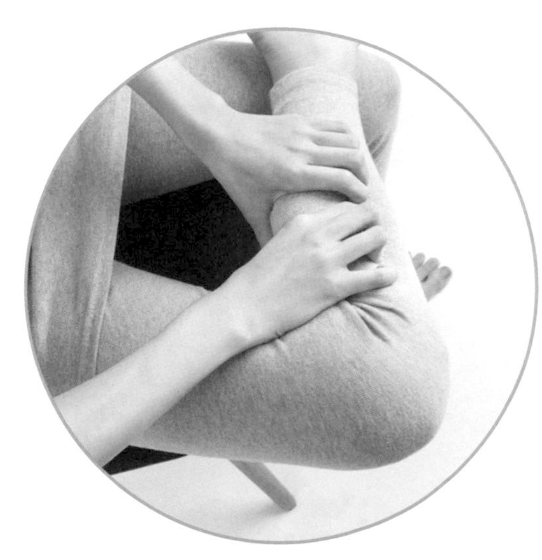

TOPIC 8

胸椎體操

手腳冰冷

體溫是我們健康與否的一個重要準則，通常身體會因應外界的氣悶變化精細地來做出調整：天冷時，為了避免熱能散逸，皮膚血管會收縮來保護內臟，末梢的血液量自然會必較少；但現在有很多人，不論天氣寒熱，都是冰棍手，手腳冰冷的原因很多，其中有可能是因肺循環不佳，或是自律神經失調引起的，當體內的核心與重要組織血液供給都不順暢了，就更別提末梢了。

胸椎第八椎體操可提升肺循環，促進血液循環，讓身體末梢得到較充足的濡養；另外，胸椎第八椎若有狀況，骨髓也容易老化，血液品質受到影響，所以保養好胸椎，對造血器官、骨髓的供血情況也有助益。

末梢冷冰冰，是肺循環不佳或自律神經失調。

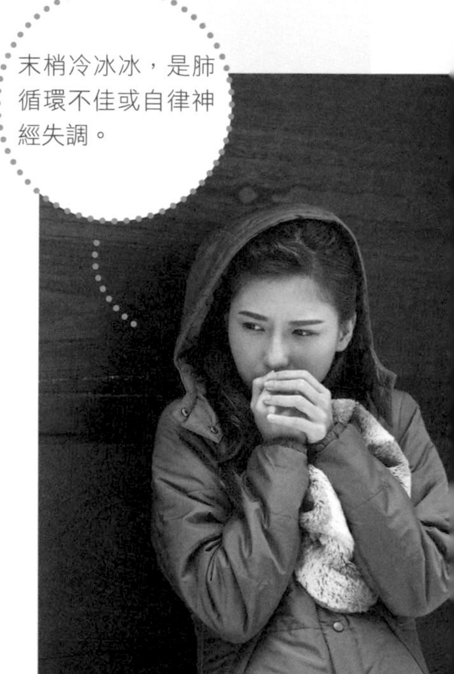

重點 POINT

第八胸椎

保護造血器官
強化供血品質，末梢才會溫暖

☑ 勾選看看，你也有同樣的情況嗎？

☐手腳冰冷　☐貧血　☐胸悶

症狀與影響 Symptoms and Effects

控制部位及臟器

脾、胃、胰

膽管、膽

腎上腺

小腸

腹膜

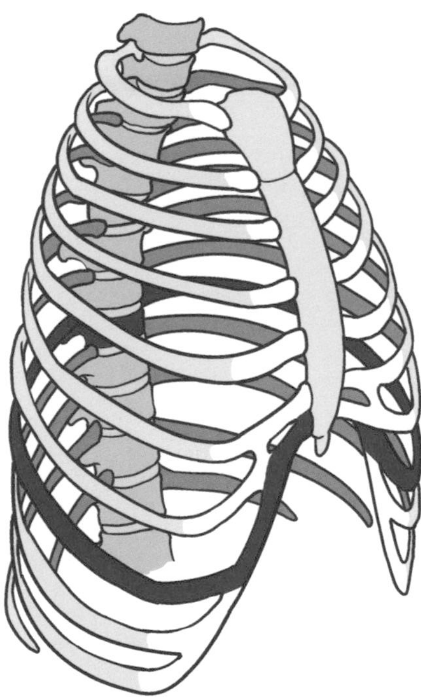

神經被壓迫或受累之後果

肝病

嘔逆

胸悶

糖尿病

小腸

頻尿

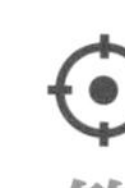

第八胸椎讓懶得運動的你手腳暖呼呼！

實例故事 **30歲女性，行政工作，手腳冰冷循環差。**

第一次見到小雙，忍不住給她取個外號－「Let it go」小姐，因為她的外型氣質真的很「冰雪奇緣」！天生就膚白勝雪，纖細的身材、面貌姣好，偏愛蕾絲的洋裝、個性慢熟，容易讓人誤以為是高冷，也讓她略顯蒼白的皮膚，看起來彷彿泛著金屬光澤。

其實Let it go小姐只是比較內向，面對陌生的人、事、物、不確定的情況，總讓她緊張、甚至手足無措。她的身體，總是手腳冰冷，冬天好像冰棒上身，穿得再厚總不覺得暖，時不時總會冒些痘痘，也容易消化不良和腰痠，還有子宮內膜異位，生理期的不適總讓她像打仗。因為貧血和婦科問題，她一直都有看醫生調理，醫生鼓勵她適度運動、幫助血液循環，但她不喜歡動，上班也忙碌，沒有時間。

七十阿嬤氣色勝孫女！

她是被阿嬤帶來的，阿嬤七十多歲了，手腳比孫女還溫暖，氣色也很好，「這孩子就是懶！小雙，這個體操花不了什麼時間，去試試啦！」

「老師，請問一下，會不會很難？萬一我練不好呢？」都還沒開始，擔憂的表情就浮現在她的臉龐，這時真的很想大聲對她唱：放鬆一下，Let it go～

在練習胸椎體操的過程中，我發現小雙的身體十分緊繃，呼吸比較短淺，吸氣時總吸不飽；練到左右轉動時，她說腰腹某些地方有被拉住的感覺；練到需要跪坐仰躺下來時，因腿部太過緊繃而先作罷。完成胸椎體操後，發現她的骨盆有歪斜，腰腹血液循環也差；腿部的問題需要先鬆開腰椎，所以連腰椎體操也一併練習；最後再請她做胸椎第七、八椎動作，一下子就能做到了。

「你看，氣色變好了，還有蘋果光呢！」她的阿嬤在一旁開心地喊著，小雙噗哧一笑，冰雪融化了，覺得身體暖和了起來、很舒服！

第八椎
胸椎操
雙手交疊

＼加油！／

1

先跪坐，之後慢慢後仰躺下來。

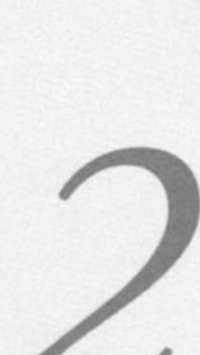

平躺後，雙手朝上、手臂伸直、手掌平行交疊，頭與手臂不懸空。

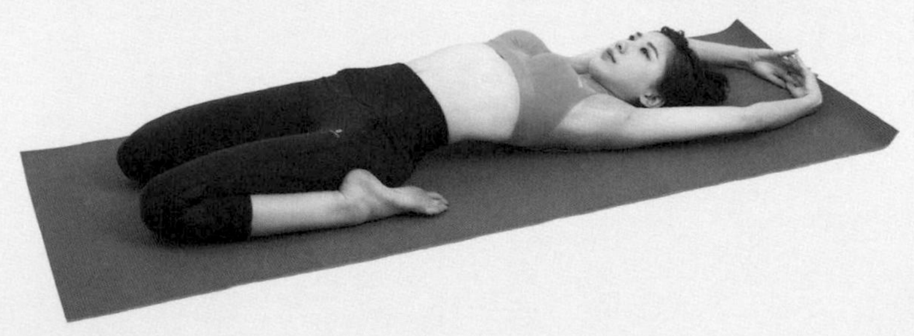

3 保持姿勢，先吸氣。

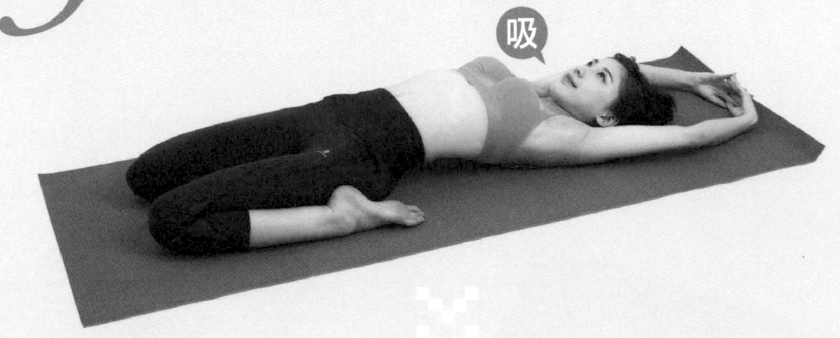

4 吐氣，先向左側面轉動，手臂碰到床面後，即可回到正面，再向右邊轉動，手臂碰到床面後回正。

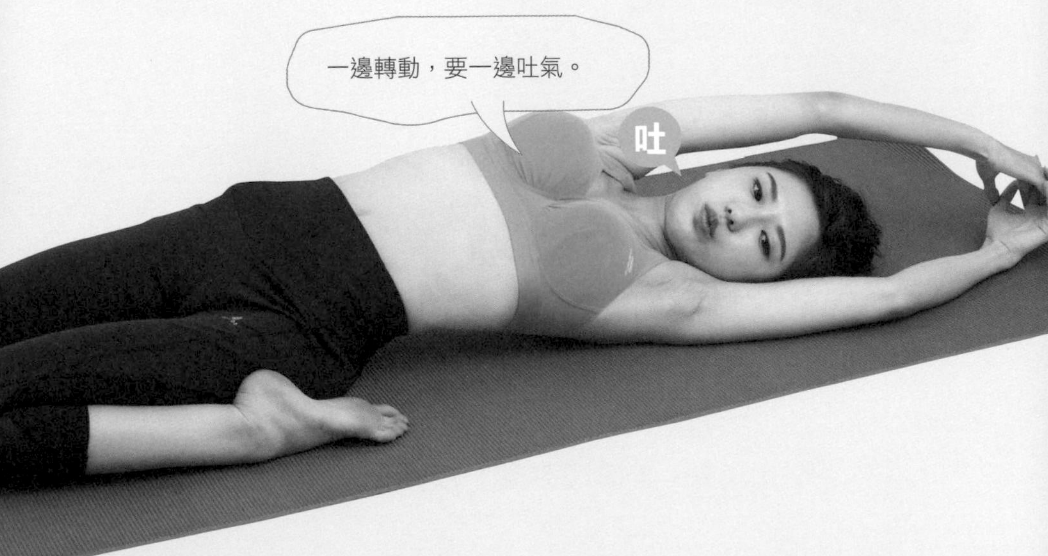

5 選擇比較鬆的那一邊，先吸氣再吐氣，吐氣時轉動身體後，保持姿勢並憋住氣息四秒。

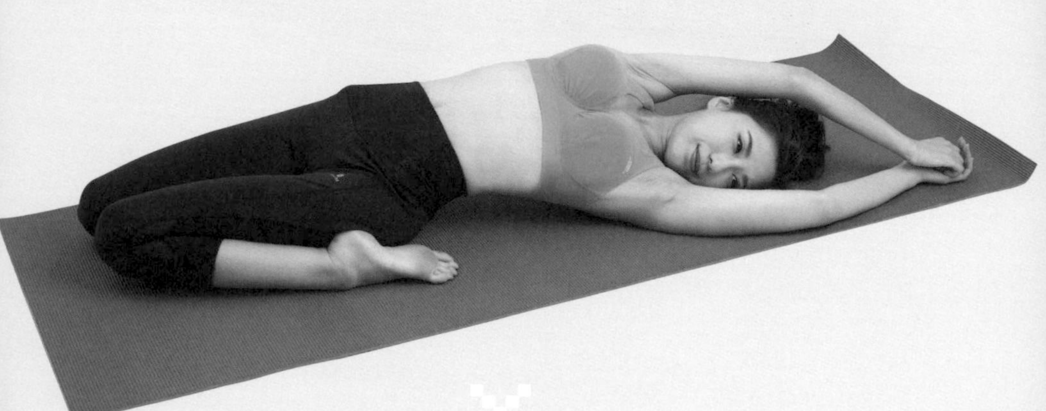

6 完成後放鬆，自然呼吸。

特別注意：休息 10 秒鐘，再進行下一椎。

練習時的注意事項

❶ 請注意：與胸椎第七椎一樣，首先注意自己跪坐時，腳背會不會疼痛，或是大腿是否緊繃得不舒服（如圖示），導致無法順利仰躺下來；若有不舒服的情形，請先跳過第七、第八椎動作，**最好先完成九至十二椎的動作後，再回頭來練習**。

❷ 胸椎第八椎動作，左右動作各做一次轉動後，只要選定比較鬆的那一邊再進行憋息即可，不需左右兩邊都做。

❸ **第七與第八椎最好能連續完成練習**。

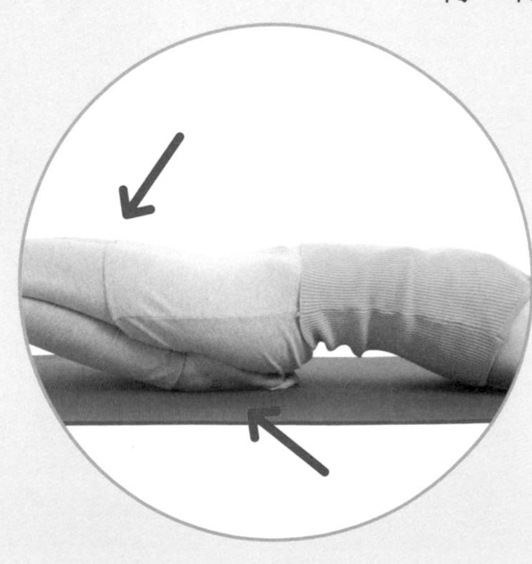

初期練習可能會發生

❶ 與第七椎相同，有的人可以跪坐之後平躺下來，但腿部或膝蓋無法貼近床面、翹得比較高，或者身體中段會懸空。只要沒有疼痛的情況，可以躺下來就行。

❷ 轉動時，有的人可能一開始無法讓手臂碰到床面，即使轉動的角度不太大，甚至無法完全側轉也沒關係，只要有做出轉動的姿勢即可。（如圖示）

越來越進步的跡象

要完成這個動作，前面第七椎體操應該已經能完成了，輕鬆地跪躺下來，且左右轉動，肘也越來越能貼到床面了。

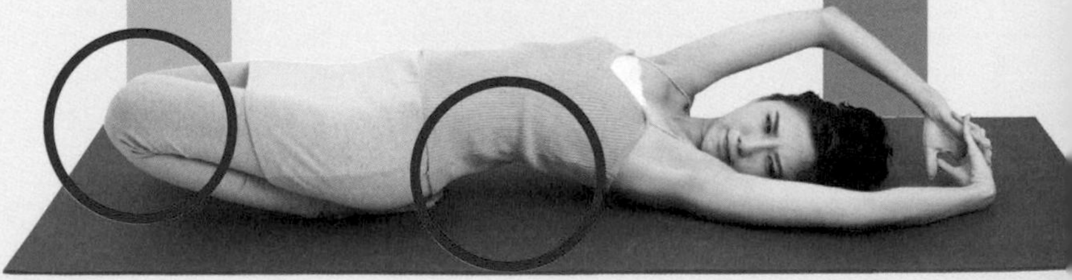

強化本體感覺

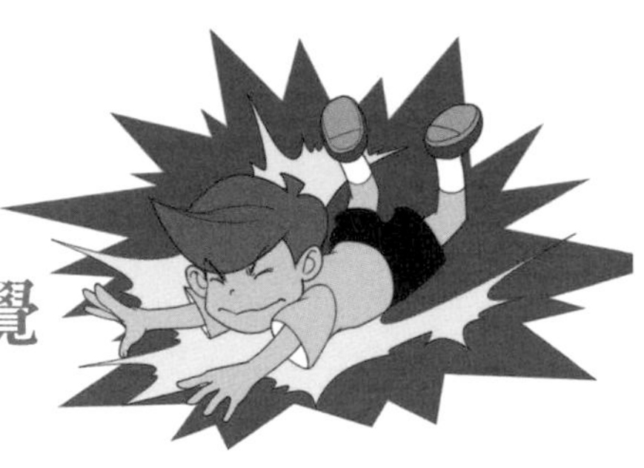

人，即使閉著眼睛、也能直接摸到自己的鼻子，不需要盯著就能打到身上的蚊子，這種感受「自己身體所在位置」的能力，就是「本體感覺」的作用。在我們的肌肉、關節、韌帶裡，有著本體感覺的接受器，能幫助人體感受來自身體的各種訊息；而肢體協調度差的人，代表本體感覺有待加強。

胸椎體操中，跪坐向後仰躺的動作，可以強化本體感覺，因為本體感覺最豐富之處在於腳踝、膝蓋、大轉子骨、肩胛、手肘、手腕等較大關節中，還有每對脊椎的逆向關節。**胸椎體操第七與第八椎的動作，都會動到這些關節，這個姿勢的完成與肌耐力無關，而是與本體感覺活絡與否有關**。

本體感覺不發達的人，中樞神經控制系統也較不靈敏，神經的反應與傳遞也會比較遲鈍；本體感覺較佳的人，身體的協調性也會比較好，所以胸椎體操也能幫助走路經常會跌倒的孩子，強化肢體的協調。

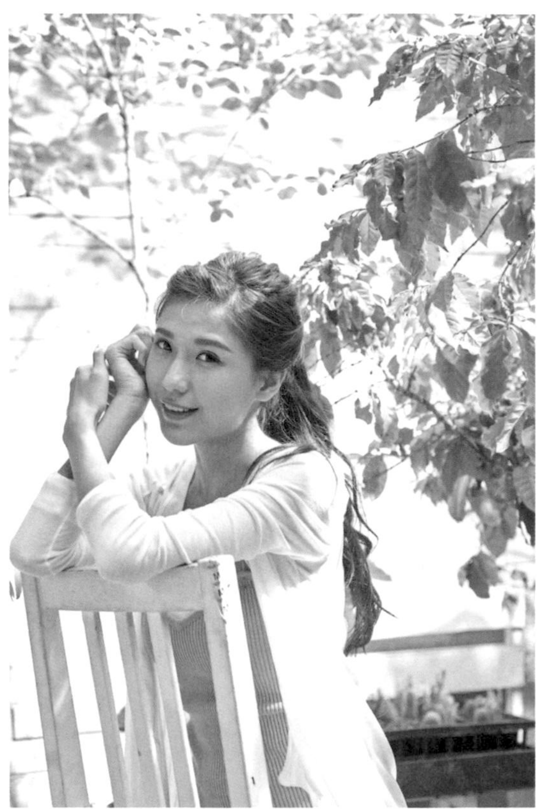

胸椎體操

第四章

第九椎～第十二椎

修復生命力系統、照顧腎臟

TOPIC 9

胸椎體操

「睡眠障礙

餓了就吃，累了就睡，再自然不過了。

但有人為了入睡費盡心機，數羊數到都可以開牧場了，卻還睜眼到天明，或者睡睡醒醒，就像老是被強制跳出廣告中斷的網路影片，讓人痛苦不已。睡眠也是健康的重要指標之一，排除身體的疾病問題而造成睡眠障礙，現代人失眠原因有很多，其中呼吸不順暢也是關鍵之一，呼吸時除了肋骨的活動之外，橫隔膜是否能上、下順暢、有好的彈性，都會直接影響到呼吸的深淺。

胸椎第九椎體操可以直接按揉、扭動橫隔膜，讓它的彈性更好，讓呼吸變得順暢，改善睡眠品質，尤其第九椎位處橫隔膜連結點，作用更直接。

第九胸椎

重點 POINT

促進呼吸順暢、好好睡到天明。

☑ 勾選看看，你也有同樣的情況嗎？

☐失眠　☐頭痛　☐自律神經失調

症狀與影響 Symptoms and Effects

控制部位及臟器

胰腺

腎上腺

小腸

血管運動神經

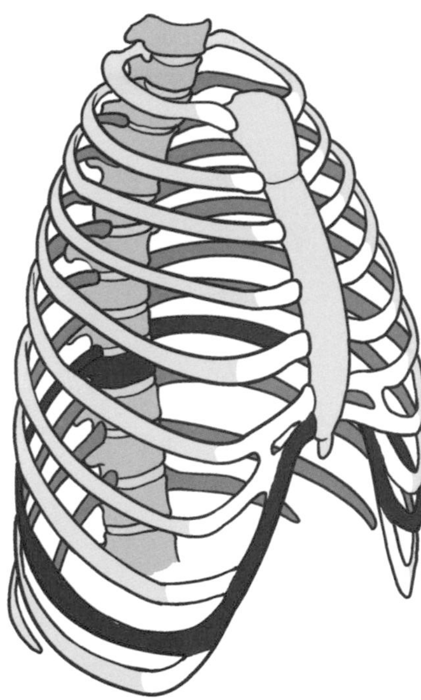

神經被壓迫或受累之後果

過敏症

皰疹

蕁麻疹

水痘

喉乾

腎上腺炎

小腸炎

手腳冰涼

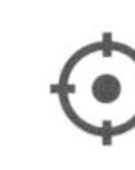

S型扭身，能改善睡眠品質

實例故事 45歲女性，企業財務工作，失眠，常半夜醒來再也睡不著

國立大學第一名畢業，工作認真負責，能力更備受老闆肯定，老闆甚至允許她不需打卡，只要把工作完成隨時可以下班。工作上沒有LINDA搞不定的事情，只是當夜晚到來，LINDA就開始有一種無力感，她躺在床上看著時間一點一點地走過，該休息了卻睡不著；就算迷迷糊糊進入夢鄉，經常才剛躺下不到兩個小時又醒了！明明很累，卻越來越清醒，但她不敢起床，因為怕起來看看電腦或東摸西摸，反而到了快天亮時又想睡了，隔天上班要跟老闆開會呢！沒精神就慘了！她之前試著吃過安眠藥，但整個人醒來時依然昏沈，藥物彷彿不是讓她睡著，是被打昏而不是真正的休息。

當LINDA聽說肋骨運動—胸椎自癒操可幫助睡眠，就自告奮勇說想要試一試，於是讓她練習整個十二椎的體操。練到第九椎時，她說：哇！這個S型動作很舒服，有伸展到腰臀。當十二椎動作都完成後，她說整個人暖暖的，突然放鬆了。之後 LINDA 有做過實驗，發現有練習的那一天比較能入睡，睡眠時間也比較完整；但只要沒練習，那天睡眠又容易中斷了！果然是聰明又認真的人，連這個都可以這麼有實驗精神。

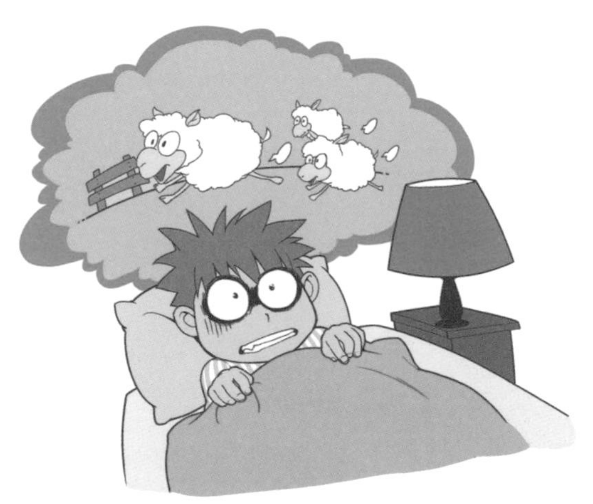

無法入睡數羊數到清醒，肋骨運動─自癒操可以使身體放鬆，讓入睡容易也提升睡眠品質。

再加油！

第九椎 胸椎操

S 型扭身

1 雙手自然擺放在身體兩旁，雙腳並在一起。

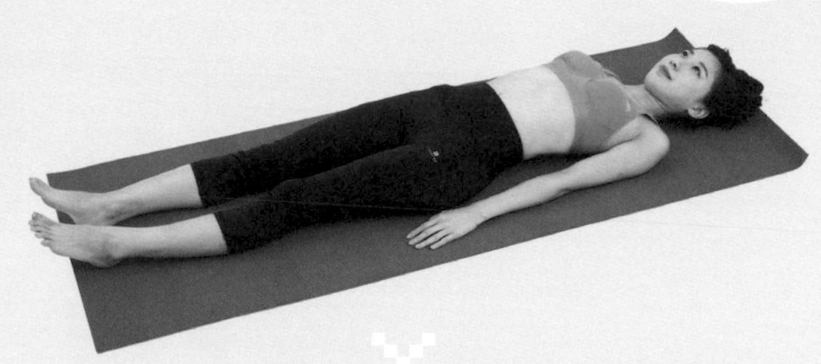

2 左腳平行縮起來、左膝彎起，左腳踝與右膝關節要靠近。

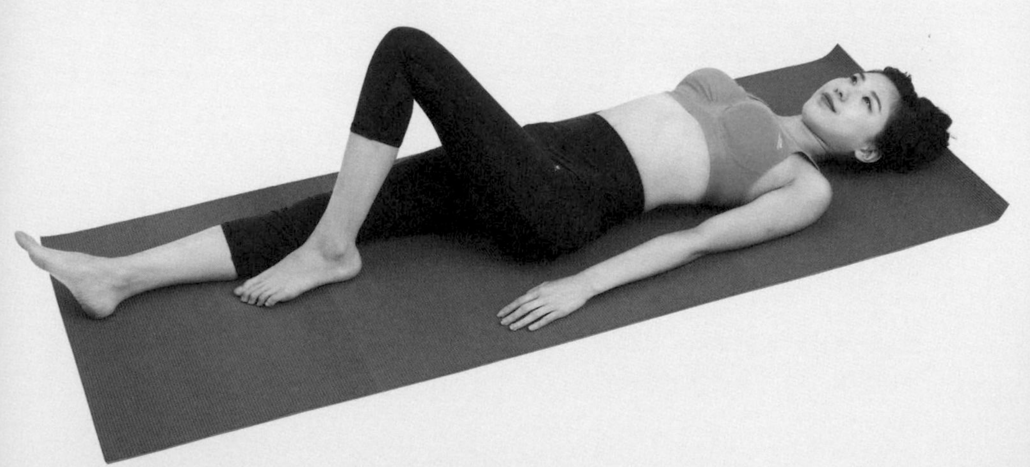

3 吸氣。

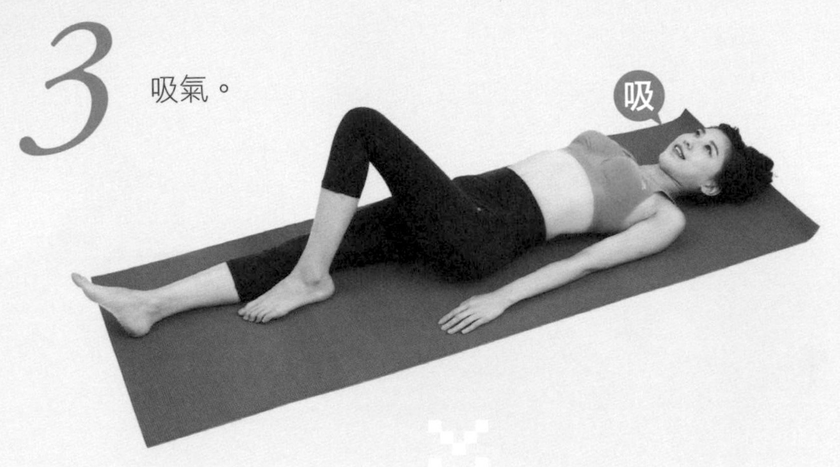

4 吐氣，吐氣時讓左腳倒向右腳，左腳踝貼著右腳膝關節，右手舉過頭部成彎曲狀，臉部朝上、身體歪向左邊，左肩膀與左手自然垂放不懸空，右手高舉彎過頭部，整體呈現 S 型。

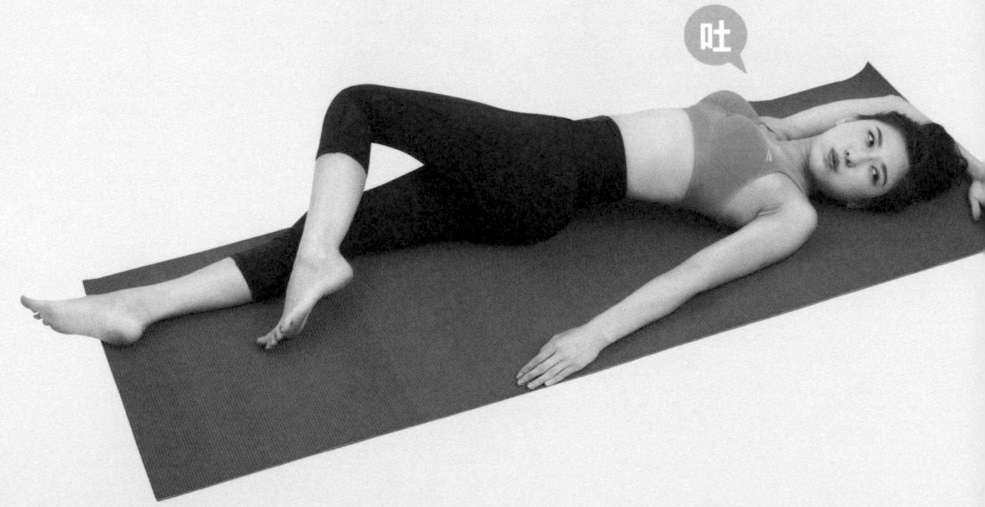

5 維持姿勢再次吸氣，之後憋息 4 秒。

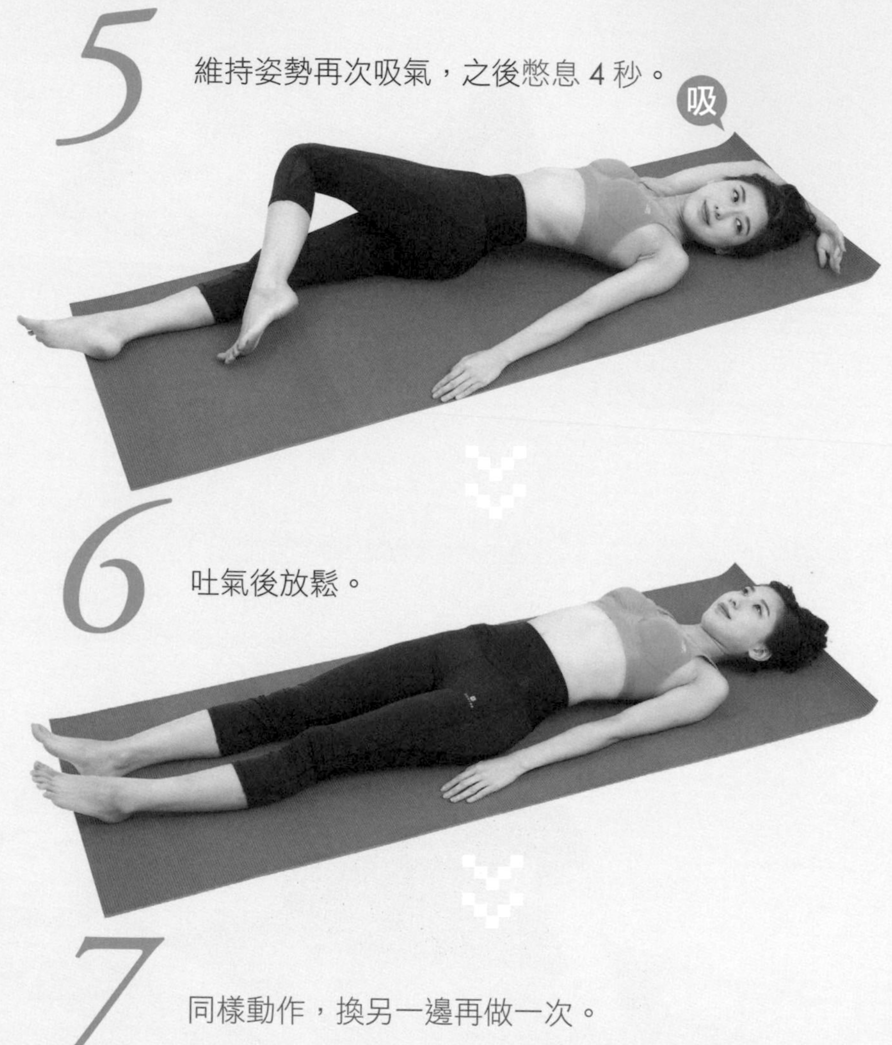

6 吐氣後放鬆。

7 同樣動作，換另一邊再做一次。

特別注意：休息 10 秒鐘，再進行下一椎。

練習時的注意事項

❶ 膝蓋與另一隻腳的腳踝要交叉貼近。

❷ 上下的身體曲線自然呈現S型。

❸ 兩個點（膝蓋與另一邊的肩膀）呈現對角（如圖）。

❹ 肩背放鬆自然垂放，切勿用力，在做這個動作時會覺得很舒服，而且還能鍛鍊到腰臀。

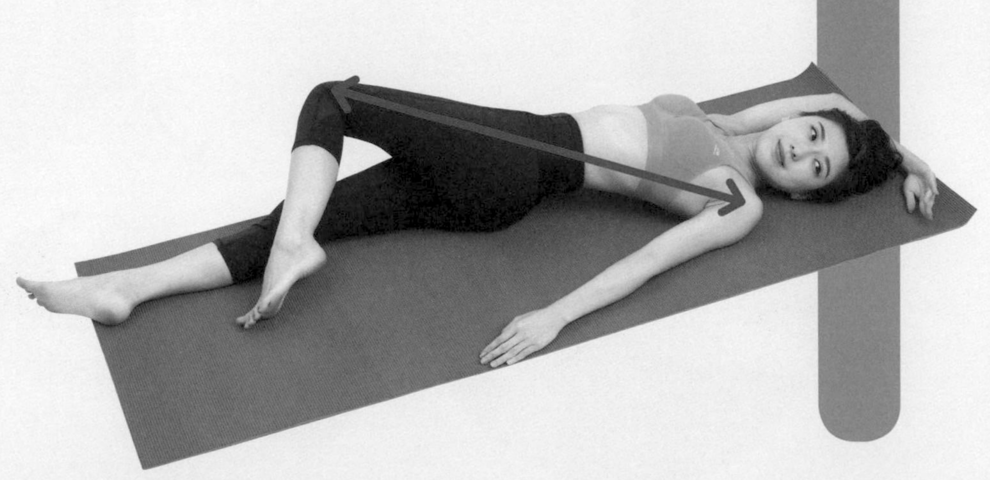

初期練習可能有的情況

❶ 有的人背部過緊時，容易出現手無法高舉過頭，這時手只要有舉高就行，就算沒彎過頭頂也沒關係。

❷ 單腳膝蓋倒向床面時，有可能無法完全平放在床面。

❸ 在做S型動作時，膝蓋與另一邊的肩膀無法同時貼放在床面，會有一邊略微懸空。

越來越進步的跡象

最明顯的改善就是：S型動作時，膝蓋與另一邊肩膀能自然放鬆地貼近床面，而且覺得腰臀也舒服地被伸展。

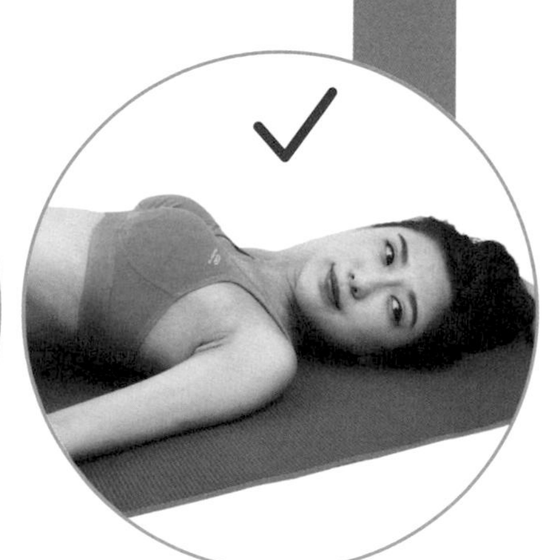

安眠小撇步：曬點太陽，提升睡眠品質

要改善睡眠品質，有個簡單的方法，天氣晴朗時，我們坐在樹蔭下乘涼，常常坐了一會就開始昏昏欲睡，因為當視網膜接受光線時身體會產生反應，刺激細胞產生退黑激素，充足的褪黑激素，使得神經傳導，代謝功能達到最好的狀態，當代謝率達到時，細胞就會開始工作，把廢物排出體外，就會開始放鬆想休息，所以我們每天最好有一萬燭光左右的光照量。但是，現代人每日的光量通常只有一千至三千燭光，因為活動的空間大部份都在室內，這也就是為何許多天氣陰沉的大都會地區，例如：西雅圖、倫敦、台北等地，易出現冬季憂鬱症的原因。

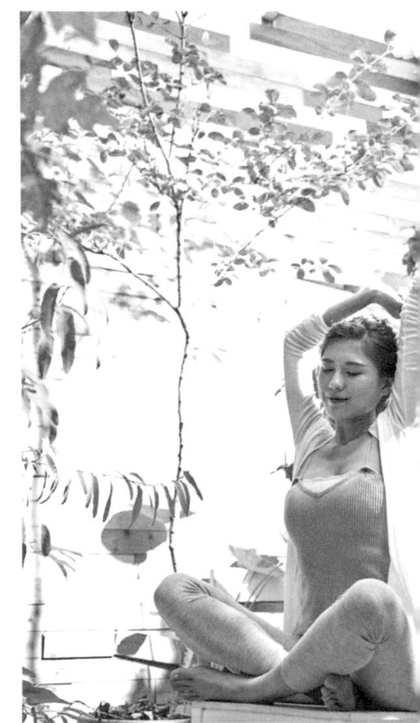

充足的陽光刺激細胞產生褪黑激素，讓神經傳導代謝變好，帶來好的睡眠品質。

TOPIC 10

胸椎體操

長期疲勞

奇怪，明明沒做什麼事，為何就是會疲勞？會引起習慣性疲勞的原因，臟腑的問題、自律神經失調都是狀況之一。先說內臟的部分，例如：肝臟負擔過重、代謝失調、或是腎臟機能不佳，體力不繼，都容易讓人疲累。

胸椎體操的機制剛好能兼顧到肝與腎的保養，而且胸椎第十椎的後方就是腎臟與腎上腺的位置，對生命力的強化也有直接的影響。

另外，從胸椎第十椎開始會影響迷走神經，若能鍛鍊此椎，強化神經的傳遞，平衡交感與副交感的運作，將更清楚的訊息傳遞給身體的器官與系統，該放鬆就放鬆！自律神經失調者，若能將胸椎體操十二個動作完整練習，能有效改善睡眠品質變好，對身體的修護也能提升。

莫名疲累，怎麼睡都還是累，是自律神經失調，練習胸椎操能促進神經傳導達到放鬆的效果。

第十胸椎

重點 POINT

強化神經傳遞，平衡神經系統，照顧肝與腎。

☑ 勾選看看，你也有同樣的情況嗎？

☐自律神經失調 ☐腰酸 ☐疲勞 ☐慢性腎炎

症狀與影響 Symptoms and Effects

控制部位及臟器

肋間神經

腹膜、橫膈膜

胰、脾、腎

膽

輸尿管

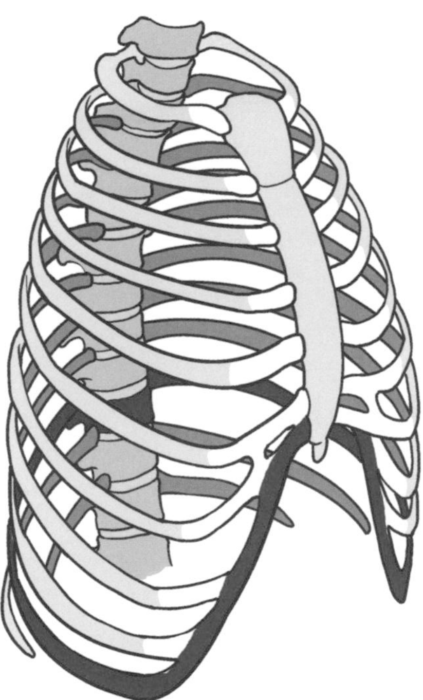

神經被壓迫或受累之後果

腎炎

血管硬化

闌尾炎

風濕病

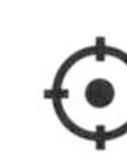

改善疲勞並不難！

實例故事 45歲男性，上班族，肩膀僵硬，異常疲累、盜汗、胃食道逆流。

阿義臉上的暗沈與疲累，代表自己的責任：父母年歲已高，還有兩個稚齡的孩子，老婆在外縣市工作，他怎麼樣都得撐著！

十年前被違規的車子撞到，當時腰背都因傷治療過一陣子，每回天氣變化就會提醒他當年的傷痕，腰酸也來湊熱鬧。當時他仗著自己年輕，沒有太在意；如今步入中年，近半年來，父親突然小中風、母親慢性病纏身，孩子的教育費、家庭開銷也越來越多，而公司方面聽說面臨業務緊縮，有可能要裁員！

異常疲勞、提不起精神！

平常盡忠職守，但阿義的心情也跟著動盪起來，於是⋯

許多毛病突然約好似的一起冒出來：健忘、盜汗、頭痛、胃食道逆流⋯躺著準備休息時，心跳加速、吸不上氣來；醒來就是覺得累，怎麼睡都像沒休息到；肩背十分僵硬，像鐵甲武士。最讓他難受的是：異常疲勞的情況，老是提不起精神，讓他充滿無力感。看診後，西醫說他自律神經失調；中醫說他心腎不交、腎氣弱。「這是男人更年期吧?!」阿義無奈地搖搖頭。

阿義第一次嘗試體操的時候，他的肩頸異常緊繃，腰也常酸，更別提自律神經失調的狀況，我先請他從頸椎體操練起，到了胸椎運動放鬆操時，特別是從第七椎至十二椎，他有許多動作完成度不高，不過整體練習過後，他安靜了片刻，之後才緩緩地說著：「哇！好久沒這麼放鬆了，太好了！原來並不難！」他很用心，想趕緊練到標準。

我分享：不要急，現在練習不來是當下身體真實的反應，千萬別想說一定要做到標準，只要每天練習，就會看到自己的進步！決心加上毅力，阿義成了自癒體操的忠實實踐者，每天練習各椎體操，一個月後再遇到他，他笑嘻嘻的說：老師，我現在精神好多了，人也清爽了，每一椎動作都能做到位囉！耶～

\快結束了/

第十椎 胸椎操

左右手交疊

1 雙腳盡量打開，至少呈現60度，雙手自然垂放在身體兩側。吸氣。

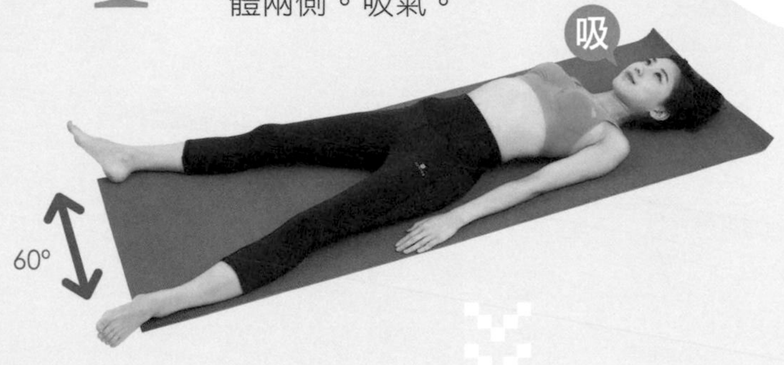

2 吐氣，雙手伸直，左手在下、右手在上，盡量雙手的肘關節要能貼在一起，若完成不了，上下無法貼近，位置接近就行，身體盡量向左邊側轉。

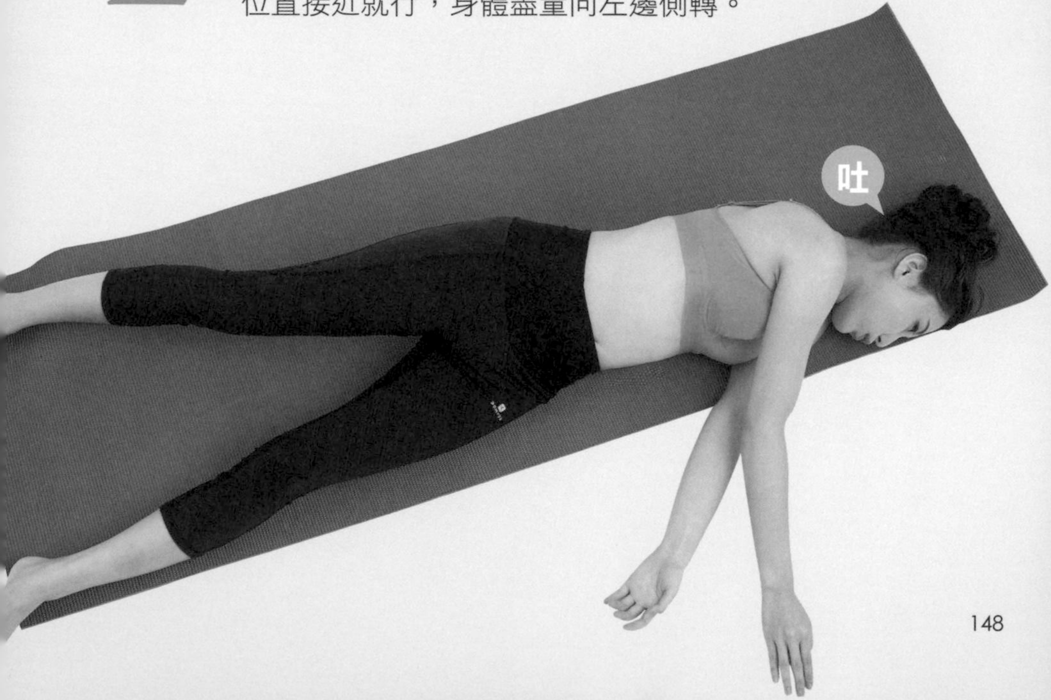

3 維持姿勢，再次吸氣，之後憋息 4 秒。

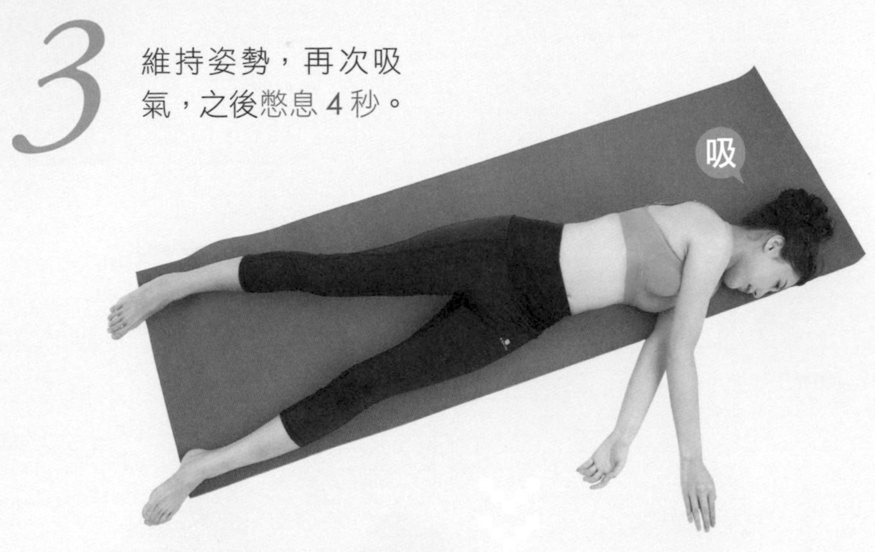

4 吐氣後放鬆。

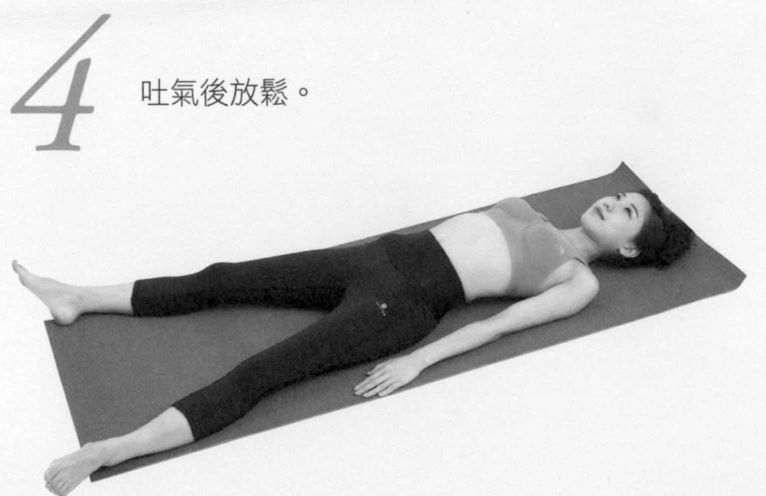

5 同樣動作，換另一邊再做一次。

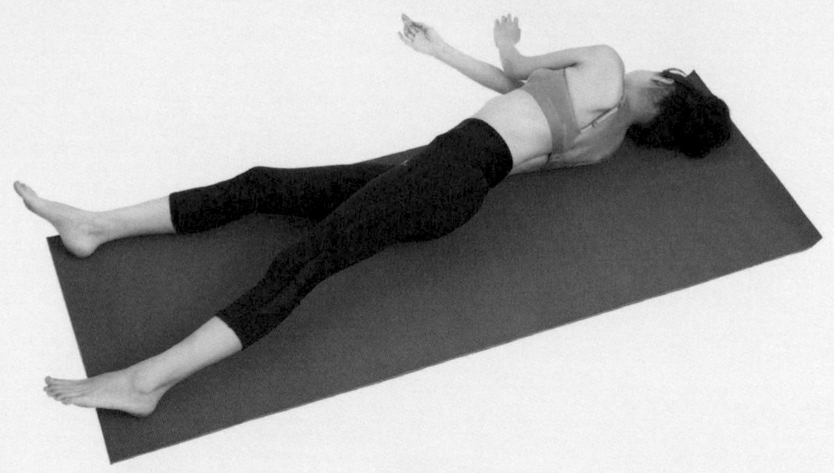

特別注意：休息 10 秒鐘，再進行下一椎。

越來越進步的跡象

❶ 雙手肘關節盡量貼近（如圖），才能更有效鬆開背部，讓肋骨的活動更自如。

❷ 轉動身體時，焦點以上半身的手部動作為主，下半身自然跟著轉動，不需刻意。

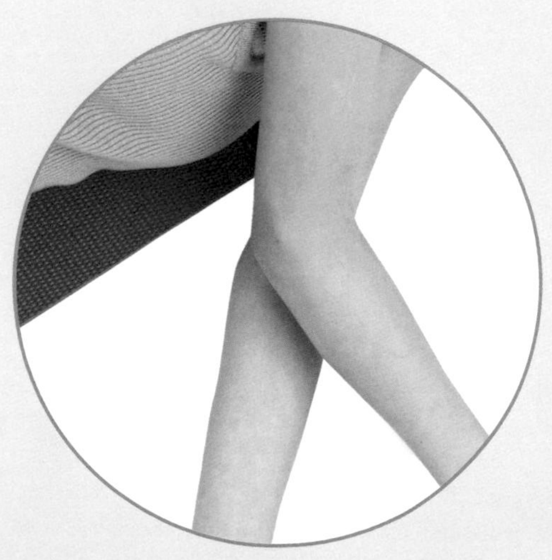

初期練習可能會發生

大部份的人左右轉動都沒問題，但是有的人會發現自己的雙手肘關節要貼近並不容易，沒關係！當下能多靠近就多靠近，就算有一段差距，只要有做轉動的姿勢，還是有幫助。（如圖）

越來越進步的跡象

❶ 身體的轉動開始靈活，而且雙手肘越來越接近，背部有鬆開的感覺。

❷ 將每一椎的體操從頭到尾練一遍，對整體脊椎保養與症狀解除功效更是加乘！

適當的運動增加肌醇

人體的器官中，肝臟是典型阿信的代表器官，常常處在過度亢進的狀態，現代人愛上網、捨不得睡，飲食多是過度加工的添加食品，再加上環境的污染，都需要肝臟來幫忙解毒、代謝。久坐、少動的生活型態，肌肉也比較不發達，稍微勞動一下，**肌醇（一種水溶性親脂維生素，又稱維他命 B8，主要的功能是幫忙清除肝臟脂肪、預防動脈硬化）就不夠**，肝臟又得趕緊製造。

有想法或計畫時，大腦的創造區會活化、耗氧量高，氧氣不夠時，認真負責的肝會認為血氧不足、血紅素不足、得趕緊加班。有人光看購物頻道就會肝火旺盛，因為想去買、思考如何獲得。**肝火旺的人，也容易出現疲勞無法消除、變得懶散、沒事想睡覺。**

這時，如果能讓肌肉變強壯、活化，做些重量訓練或是跑步、游泳，累積身體的潛力，肌肉中的肌醇會增加，身體的營養備用能源多時，就不會過度消耗肝臟的資源了。

TOPIC 11

胸椎體操

「腰痛」

背痛與腰痛，有時人們不見得真正分辨得清楚，因為有些疼痛是透過牽引而延伸的。更有人說反正就是痛成一片，也搞不清到底那裡不舒服。背部不適的人，腰部也不會輕鬆，越接近胸椎末端的狀況，會直接牽連到腰椎，但是如何分辨誰才是起因呢？腰椎或胸椎出狀況都有可能引起腰痛。

若是腰椎的問題，會牽涉到坐骨神經或腎氣不足，疼痛雖然在腰部，通常會延伸至下半身，甚至是腳踝。胸椎問題引起的腰痛，是局部疼痛，不會牽引痛到腿部。腎臟機能低下或發炎，或者胸椎受到撞擊，週邊組織有瘀血，導致循環欠佳，也會造成腰痛。

胸椎第十一椎的體操，能直接按摩與活絡腎臟，改善周邊循環，也能透過肋骨的活動，放鬆過於緊繃的肌肉束，直接緩解腰痛。

第十一胸椎

重點 POINT

活絡腎臟，放鬆腰部附近肌肉

☑ 勾選看看，你也有同樣的情況嗎？

☐腰痛　　☐慢性腎炎

症狀與影響 Symptoms and Effects

控制部位及臟器	神經被壓迫或受累之後果
腹膜	腎炎
橫膈膜	大腸炎
胰、腎臟	性功能低下
膀胱、輸尿管	皮膚病、濕疹
大小腸	痔瘡、尿血
	臉手腳腫脹
	消化不良

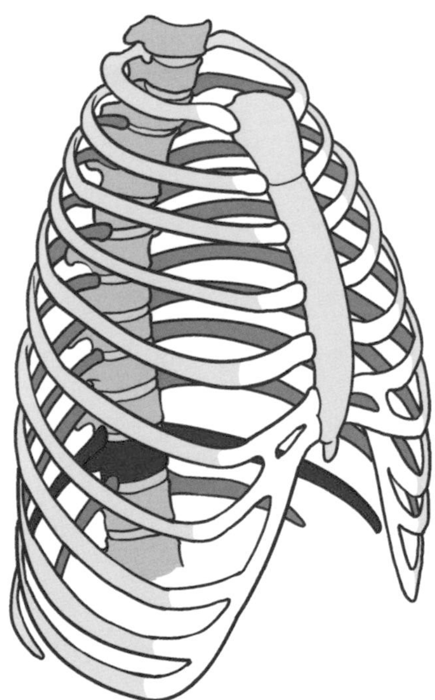

胸十一椎，緩解腰痛好神奇！

實例故事 **62歲男性，飾品店老闆，嚴重腰痛**

某天早晨起來，王老闆突然腰痛，本以為是腎臟問題，因為幾年前曾有過腎結石，於是趕緊去就診，檢查之後，發現腎臟並未有急性發炎，倒是相關指數顯示有慢性發炎的狀態，仍然要注意。但，如果不是腎結石，為何會腰痛？近日也沒有什麼搬運重物或勞累的事啊！老婆提醒他，會不會是先前搬家時，不小心後背撞到鐵條，當時痛了一段時間，但因為沒有傷口，所以自己貼了幾天藥布，後來也就比較不痛了。

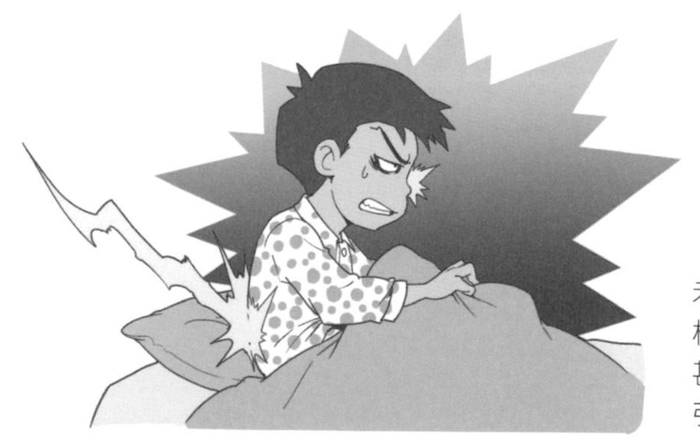

未延伸至下半身的腰痛是胸椎出了問題。延伸至下半身甚至腳踝的腰痛是腰椎問題引起的。

王老闆的腰痛並未延伸至下半身，只有腰部附近疼痛，但也是有時痛、有時還好，所以我讓他試試胸椎運動放鬆操，果然從第七椎以後，各椎動作的完成度都不理想，尤其是到了第十一椎，幾乎做不來。於是我請他回家後，每天持續練習其他做得來的動作；一週後他再來時，說腰痛已有緩解一些，而且先前完成度低的動作，這回也俐落多了，當場腰痛更減輕大半，這讓他信心大增、願意回去持續練習。

第十一椎
胸椎操
腳後彎

\ 倒數第二了! /

1 雙腳與肩同寬，雙手自然垂放。

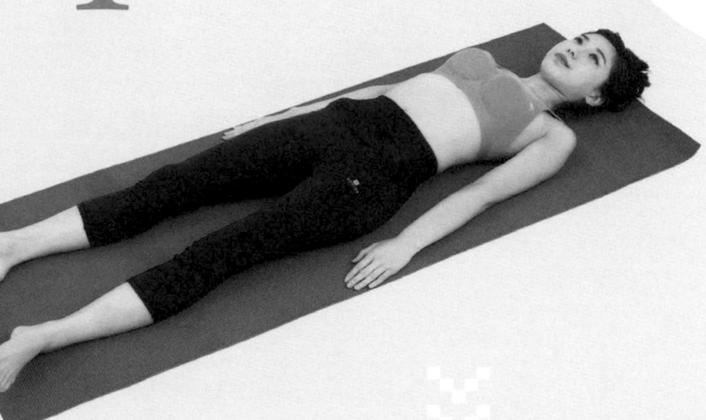

2 左手握住左腳踝，一邊讓左膝向內彎起，慢慢的讓膝蓋貼在床面。

3 先吸氣

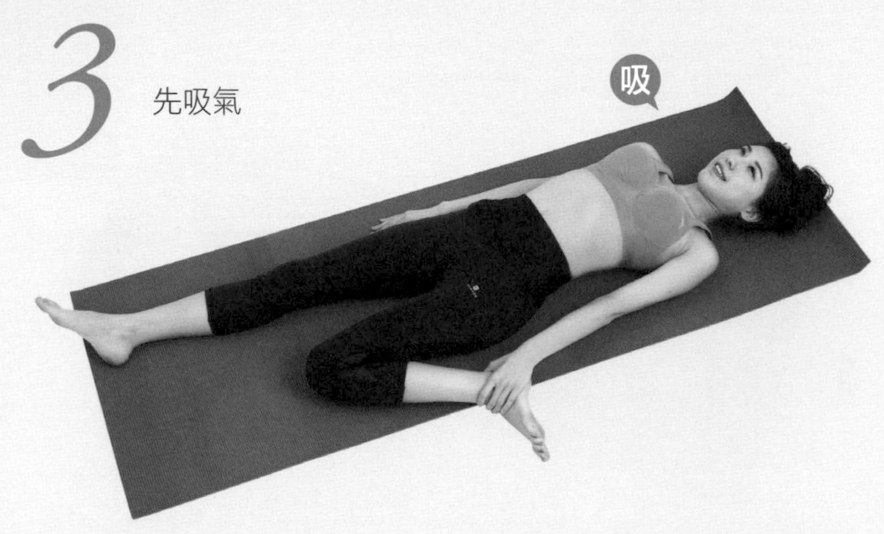

4 再吐氣，吐氣時右手抬起，朝左膝伸直，左手與右手的肘關節盡量貼近，所以身體會向左側轉動。

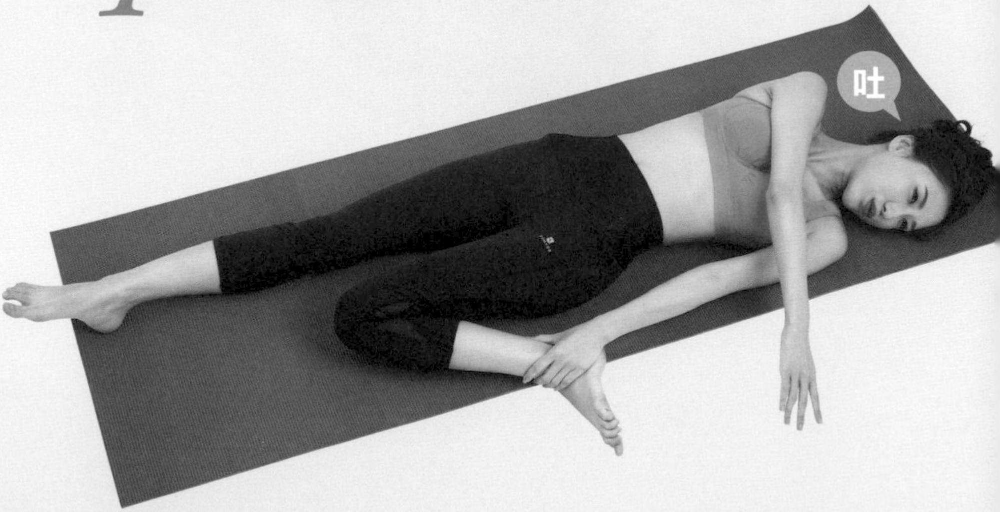

吐

5 維持姿勢，再次吸氣後，憋住氣息四秒。

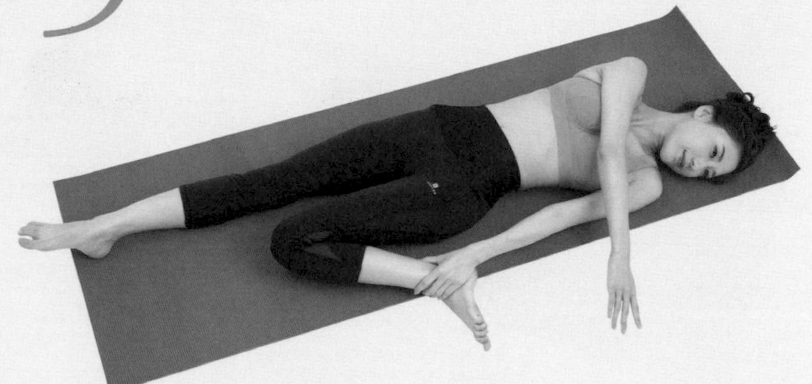

6 吐氣後放鬆。

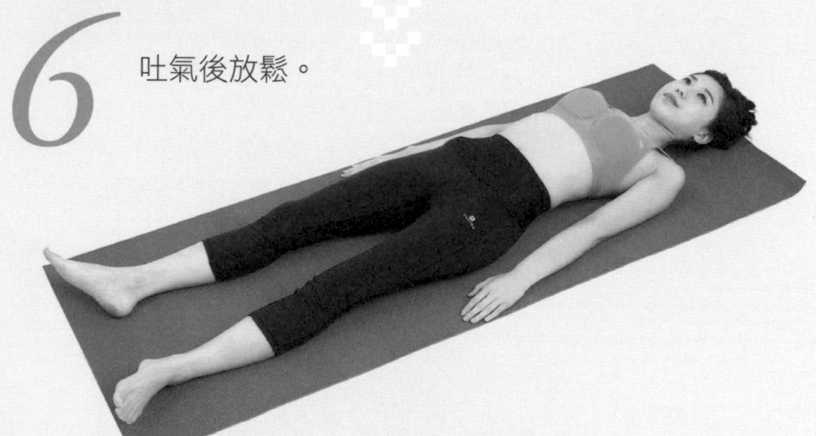

7 同樣動作，換另一邊再做一次。

特別注意：休息 10 秒鐘，再進行下一椎。

練習時的注意事項

❶ 膝蓋的部分：原則上能自然貼放在床面上最理想。

❷ 另一邊的手轉過來時，手臂伸直，兩個肘關節越貼近（如圖示）越能撐開平行肌、鬆開背部。

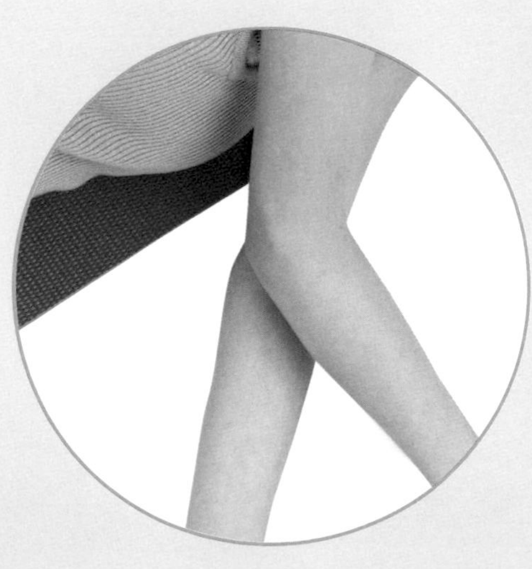

初期練習可能會發生

❶ 腿與膝蓋無法平放在床面上，但若是無法完全服貼，或是還差一截距離也沒關係，只要有將腿彎起、向下平放就行。（如圖1）

❷ 若一時之間雙手肘無法貼近也沒關係，只要做出靠近的動作即可，可以試著將轉過來的手接近握住腳的另一隻手腕處即可。（如圖2）

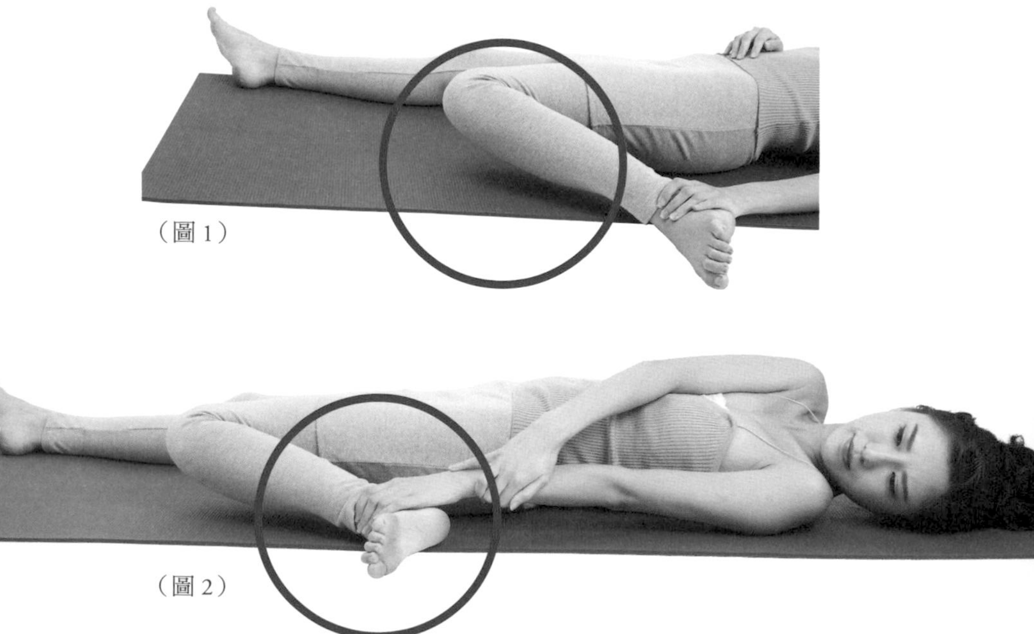
（圖1）
（圖2）

越來越進步的跡象

❶ 發現自己的膝蓋已經能輕鬆地平放，越來越能貼近床面。

❷ 轉動時的角度變大，轉過來的手能貼近握住腳踝的手腕，或是雙手肘已經可以靠近了。

TOPIC 12

胸椎體操

肚子大、容易拉肚子

很多人常會認為肚子變大是因為自己發胖，或吃太多又不運動才造成的。其實，腹部受涼也是原因之一。你瞧！有許多瘦的人，一樣有個明顯的肚子。不過什麼才算肚子大？不跟別人比，以自己的肩膀寬度作依據，如果肚子超出了，不論胖瘦都算是！如果是有腰身，只有前面的肚子大，表示比較偏向脾胃的問題，若前後都大，就跟腎氣不足有關。

胸椎從第九椎至第十二椎的健康程度，對腎臟有直接的影響！胸椎第十二椎與腰椎交界，彼此也會互相影響，跟腎氣系統、生殖系統也有密切關聯。此椎體操重點在強化腎臟、提升腎氣，若此椎有狀況，腰椎也會受到影響！建議胸椎體操練習之後，也能進行腰椎體操，效果更佳！

第十二胸椎

重點 POINT

提昇腎氣最重要

☑ 勾選看看，你也有同樣的情況嗎？

- ☐慢性腎炎
- ☐前列腺肥大
- ☐頻尿
- ☐提早老化
- ☐與生殖器官有關

症狀與影響 Symptoms and Effects

控制部位及臟器	神經被壓迫或受累之後果
腹膜、橫膈膜	風濕痛
腎	假性甲狀腺症
膀胱、尿道	膀胱炎
輸卵管	不孕症
大小腸	腎炎、頻尿
	小便不利
	氣脹
	頭部腫脹
	食欲不振

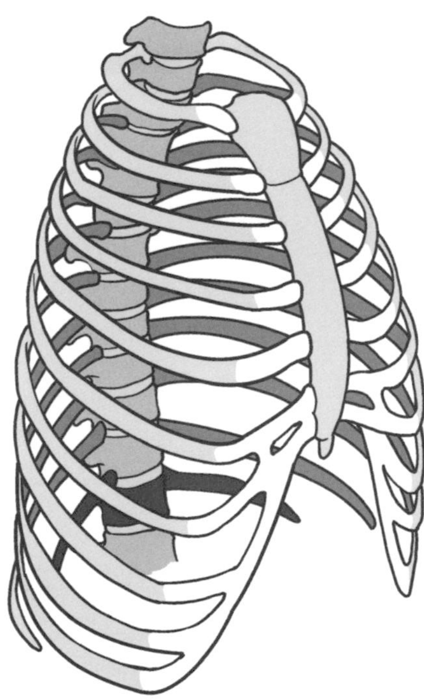

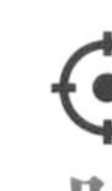

肚子大不一定是胖啊！

實例故事 **36歲男性，科技工程師，四肢細瘦，肚子特大。**

忙了一天，晚餐時來個豐盛的火鍋大餐，這是科技男小胖獎勵自己的方式。他很喜歡吃火鍋，尤其是火鍋料，都還要加好幾盤。但不知為何，大概幾個月前，他發現自己變得尿量減少、頻尿，甚至小便有些白濁，比以往更會覺得疲勞，他查詢了網路資料，擔心自己會不會腎臟有問題，趕緊去就診！

檢查後，的確是腎臟有慢性發炎的現象，醫生也提醒他少吃加工食品，尤其是他偏愛的火鍋料與加工肉品，這會使得體內的磷過高，造成腎臟的負擔。

肚子胖大，四肢細瘦！

不過他的中氣還可以，氣色也不錯，雖然外號是小胖，其實他的四肢跟軀體相較之下反而細瘦，就是就是那個肚子特大！明明是年輕人，一看到這體型，當下加碼十歲以上。雖然他愛吃，但胃腸不是很好，有時還會莫名地拉肚子！讓小胖練習胸椎體操，我發現他從第三椎開始，就顯得有些卡卡的，果然是脾胃也弱！

另外，第九椎至十二椎體操動作的完成度較低，而且腰部前後都有某些部位拉得比較緊，他問：「是不是因為我胖啊？這要側轉、還有雙手交叉時，有些做不到。」

其實跟體型無關，而是腎氣不足，腎臟功能的確開始低下，這幾椎動作特別能檢試出情況。腎氣不足的人，腰椎也不會好，所以請他加入練習腰椎體操，完成整體動作後，他發現自己腰腹的緊張感不見了，肚子也消下來了！

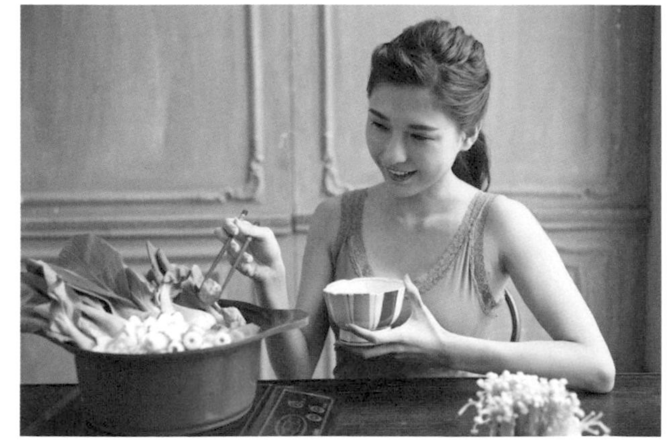

愛吃火鍋料等加工食品，會使體內磷過高，造成腎臟負擔；透過胸椎操可檢視腎氣是否不足，腎功能是否低下。

\ 完成了 /

第十二椎 胸椎操

腳外八上抬

1 雙腳與肩同寬，手平展與肩同高，手掌撐開，腳板先外八再翹起。

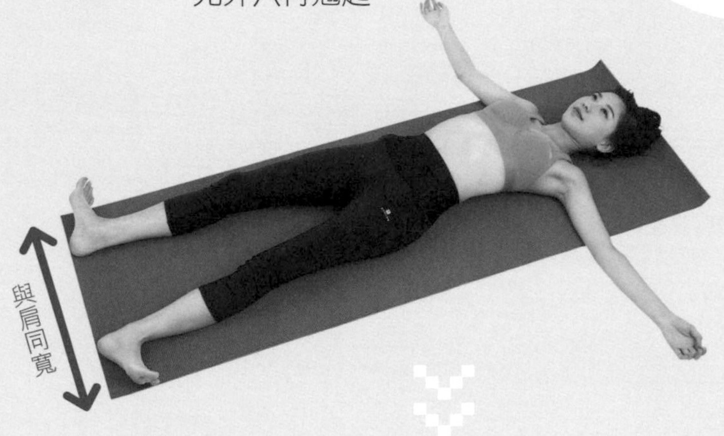

2 吸氣。

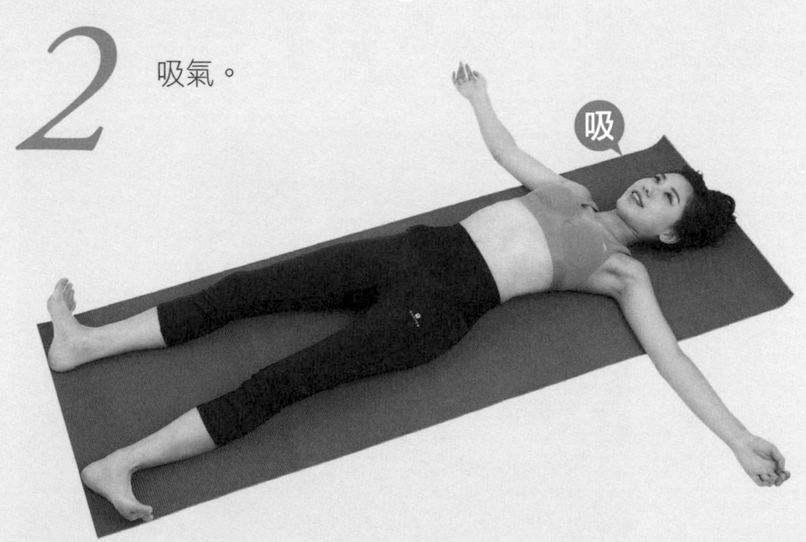

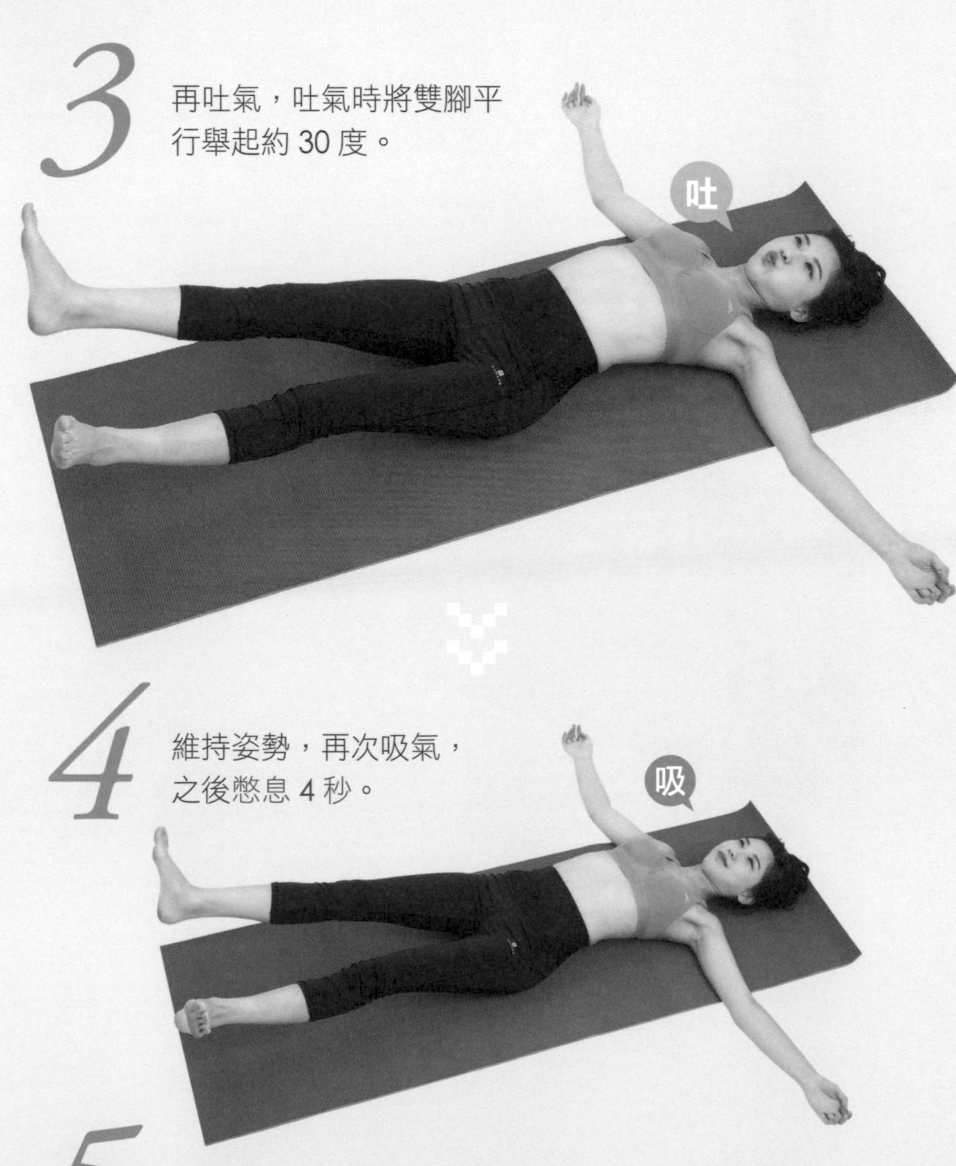

3 再吐氣，吐氣時將雙腳平行舉起約 30 度。

4 維持姿勢，再次吸氣，之後憋息 4 秒。

5 完成憋氣之後，請讓雙腳以瞬間放鬆的方式落下。

5 吐氣後四肢放鬆，回到床面上休息。

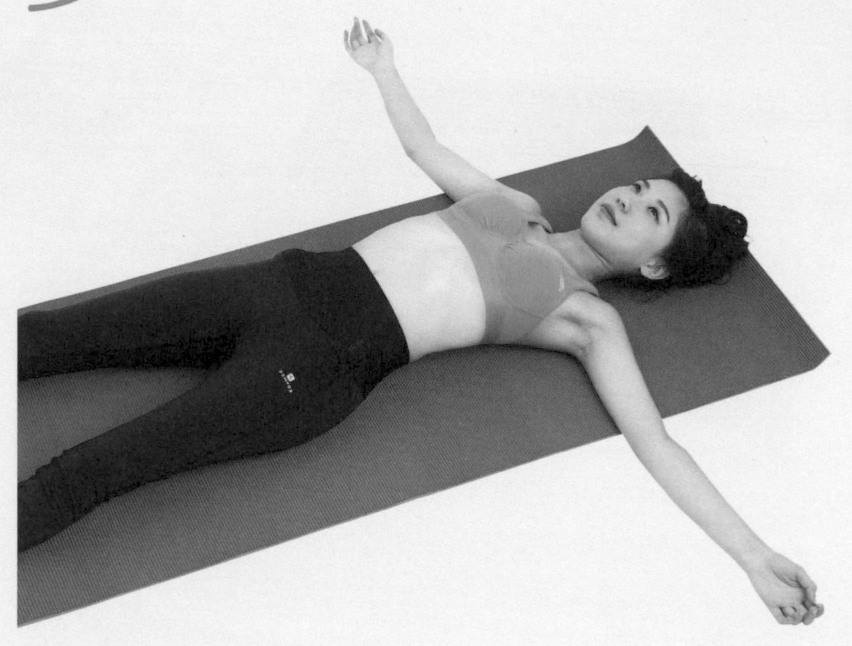

越來越進步的跡象

❶ 雙手向外延伸，但不是用力，而是想像兩邊撐開的感覺，這樣比較能鬆開背部。

❷ 雙腳平行舉起時，角度勿過高，這樣太過省力反而鍛鍊不到，大約平舉至三十度即可。

❸ 憋息完成之後，雙腳準備放下時，請像失去重力一樣，快速且放鬆地放下，而不是慢慢放下。

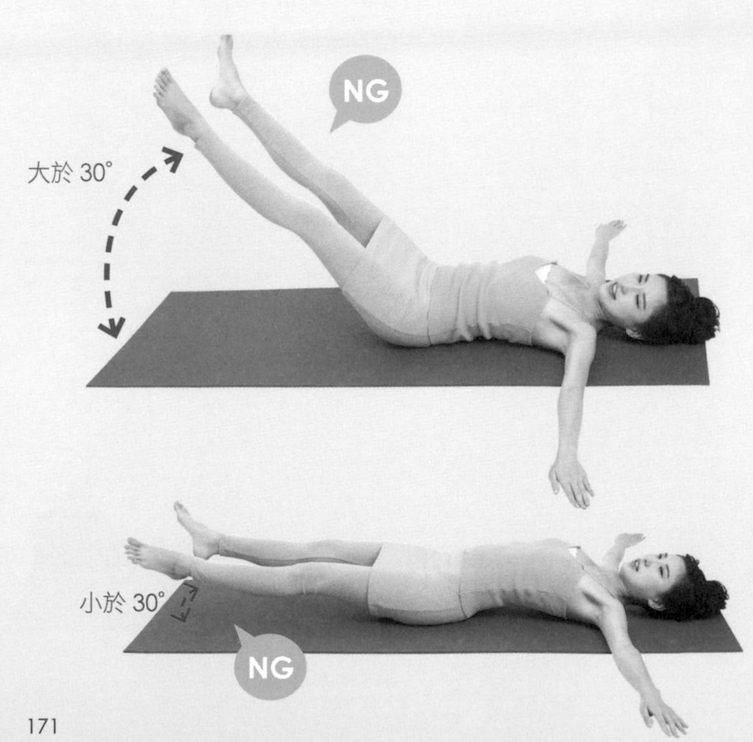

初期練習可能會發生

有的人會覺得雙腳平舉起來時略有些吃力，腹部也會有些顫抖，腰椎不好的人也會覺得腰腹比較緊繃。

越來越進步的跡象

輕鬆地就能將雙腳平舉，且腰腹部不會有負擔。

粥養脾胃，黨蔘粥效果更甚

現代人吃過多生冷與冷藏的食物，容易使身體溫度過低、影響機能，所以很容易出現脾虛胃弱的情形；原本脾會將營養送到身體需要的地方，但當它的功能低下時，營養送不到太遠之處，於是肚子就會變大、四肢卻濡養不足。

我們可以用吃粥的方式來養脾胃，讓吸收的營養不會只停在肚子裡，能夠傳送到四肢，而不會發胖。用黨蔘所煮的粥，對滋養脾胃很有功效，可先將一錢黨蔘加水熬煮成蔘湯之後，再放入一杯米繼續熬煮成粥即可。

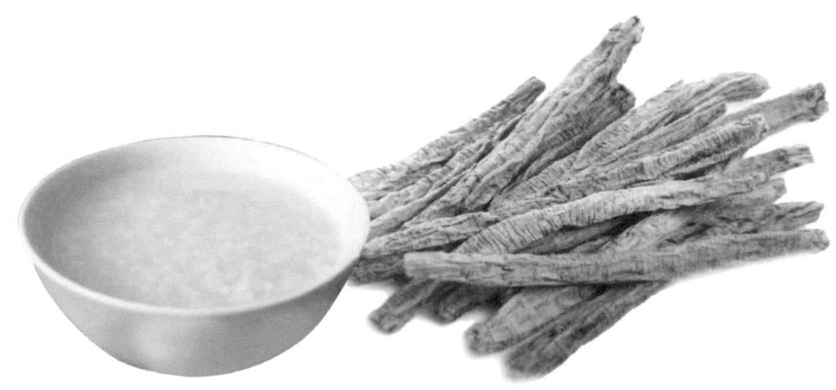

附錄

不舒服！到底哪裡出問題？！胸椎相關疾病的定位診斷……

十二節胸椎跟臟腑，不單是位置，與脊椎的神經也有重要的連結：胸椎的神經根，連結著許多臟腑與組織，若是胸椎出現歪斜或壓迫的情形，神經也會因而受損，而導致相關疾病。從大量的臨床資料統計結果來看，脊柱相關疾病的臨床表現症狀，與脊柱節段的支配有一定的規律可循；因此，脊柱相關疾病的診斷，是根據脊神經（包括交感神經）支配的區域來進行脊柱節段的定位。

脊柱節段所支配器官一覽表

神經	控制部位及臟器
T1	眼、耳、支氣管、肺、心臟
T2	支氣管、食道、心臟、肋間神經、胸膜
T3	支氣管、肺、心臟、肝臟、胸膜、橫膈膜、肋間神經
T4	肺、支氣管、膽囊、心臟、胸膜、肋間神經
T5	肝、膽、脾、胃、胸膜、橫膈膜、肋間神經
T6	肝、膽、脾、胃、十二指腸、胸膜、血液
T7	肝、膽、胃、十二指腸、胰、肋間神經、腹膜
T8	脾、胃、胰、膽管、膽、腎上腺、小腸、腹膜
T9	胰腺、腎上腺，小腸、血管運動神經
T10	肋間神經、腹膜、橫膈膜、胰、脾、腎、膽、輸尿管
T11	腹膜、橫膈膜、胰、腎臟、膀胱、輸尿管、大小腸
T12	腹膜、橫膈膜、腎、膀胱、輸卵管、尿道、大小腸

脊柱節段與相關症狀一覽表

神經	神經被壓迫或受累之後果
T1	氣喘、咳嗽、氣短、呼吸困難、心臟病、肩膀僵硬、手軟無力
T2	咳嗽氣滯、食道炎、心臟功能障礙、心肌炎、心瓣膜炎、胸悶、胸痛、心臟病、肩臂手痛、手麻木
T3	支氣管炎、肺炎、肺結核、胸膜炎、腋下痛、心臟病
T4	氣喘、肺炎、黃疸、癬、背部僵硬、胸膜炎、胸痛、乳房痛、氣喘、肋痛、皰疹
T5	肝炎（癌）、膽囊炎、脾腫大、胃（賁門）炎、胸部疼痛、貧血、低血壓、血液迴圈不良、背部僵硬、關節炎
T6	胃炎、胃痛、胃灼熱感、嘔吐、消化不良、口內火氣大、十二指腸潰瘍、II 型糖尿病、背痛、胸部疼痛
T7	胃（幽門）炎、胃痛、胃潰瘍、胃下垂、消化不良、口臭、十二指腸潰瘍、II 型糖尿病
T8	肝病、嘔逆、胸悶、糖尿病，小腸炎、頻尿
T9	過敏症、皰疹、蕁麻疹、水痘、喉乾、腎上腺炎、小腸炎、手腳冰涼
T10	腎炎、血管硬化、闌尾炎、風濕病、
T11	腎炎、大腸炎、性功能低下、皮膚病、濕疹、痔瘡、尿血、臉手腳腫脹、消化不良
T12	風濕痛、假性甲狀腺症、膀胱炎、不孕症、腎炎、頻尿、小便不利、氣脹、頭部腫脹、食欲不振

NOTE

神奇自癒操全系列

腰酸背痛，問題不只腰和背！

偏頭痛、腰痠、背痛、睡不好，90% 都是你的頸椎出問題，躺著做就能矯正的「頸椎回正神奇自癒操」，溫和安全、導正頸椎、修復身體，真正終結疲勞與痠痛。

藉由主、副症狀勾選，建立你的身體履歷表 系列 1

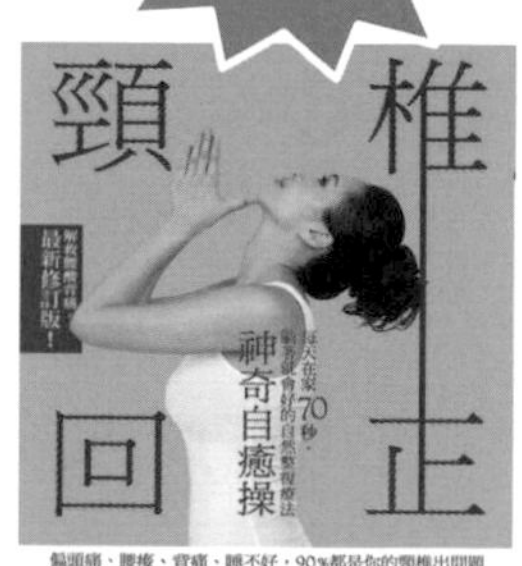

以「病徵」為主軸，系統性分類各種酸痛的主因

偏頭痛、肥胖、失眠、心情憂鬱、背痛、肩酸、落枕、眼疲勞、臉麻、易發怒、拇指痛，都可能是頸椎被壓迫引起的；提供讀者真正可以自我治療、趕走疼痛的「健康操」。

神奇自癒操，躺著就能矯正你的頸椎

真人示範！頸椎回正神奇自癒操」，7 ～ 70 歲都有效

躺在床上不怕受傷、安全溫和的運動，修復身體，自我產生平衡點，自然矯正回標準的弧度。

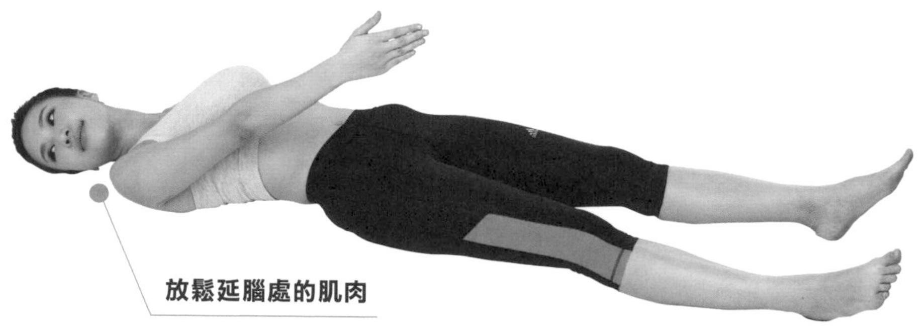

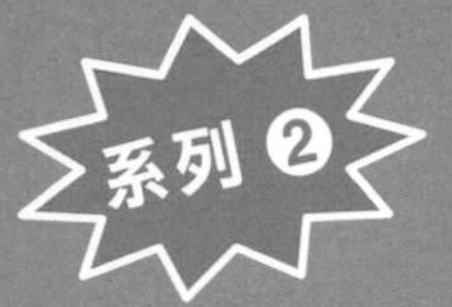

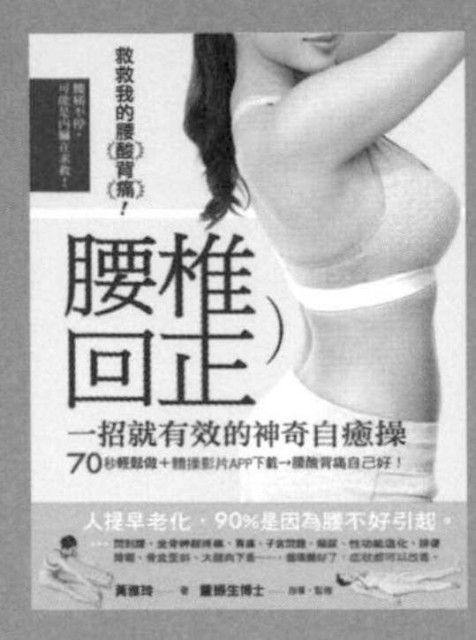

體勢釋放透過輕刺激，促進人體自律神經的自我糾正反應能力，同時誘發個人自身的癒合機制，主要原則就是利用動作的輕柔、舒適的定位、簡短的壓縮、微妙的接觸刺激，輕鬆地釋放疼痛與緊張，使自律神經自然重新調整，肌肉放鬆。

五大作用：關節鬆開、血液循環變好、神經電流釋放、淋巴暢通、舒緩肌肉

我們面對的不是敵人而是寶貴的身體，只要概念正確，找對施力點，就能溫柔地跟身體對話，輕易地解除不適，這一點非常重要。

體勢釋放的重點在於讓個人有機會參與自己的健康恢復，並透過此過程重新發現、癒合創傷，重新體會舒適的幸福感，並找回自己健康的能力，跟著本書的體操施做後，就會發現，這其實不難，而且是每個人都能學習的。

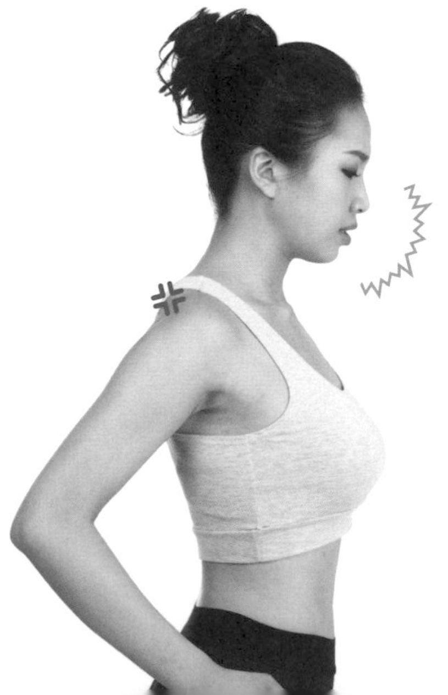

國家圖書館出版品預行編目資料

一天只要1次胸椎運動救悶痛 / 黃雅玲　作
初版. -- 臺北市 : 風和文創事業有限公司, 2020.10
面；　公分
ISBN　978-986-98775-7-2（平裝）
1.胸椎退化性疾病　2.健康法　3.脊椎病
4.保健常識　5.運動療法
416.616　　109014355

一天只要1次胸椎運動救悶痛

作　　者　黃雅玲
監　　修　董振生
封面設計　古杰
內文設計　亞樂設計
內文插畫　A WEI
模特兒示範　張子瀞
總 經 理　李亦榛
特　　助　鄭澤琪
主　　編　張艾湘

出版公司　風和文創事業有限公司
地　　址　台北市大安區光復南路692巷24號1樓
電　　話　02-27550888
傳　　真　02-27007373
E-MAIL　sh240@sweethometw.com

台灣版SH美化家庭出版授權方
IESG
凌速姊妹 (集團) 有限公司
In Express-Sisters Group Limited

公司地址　香港九龍荔枝角長沙灣道883號億利工業中心3樓12-15室
董事總經理　梁中本
E-MAIL　cp.leung@iesg.com.hk
網　　址　www.iesg.com.hk

總經銷　聯合發行股份有限公司
地　址　新北市新店區寶橋路235巷6弄6號2樓
電　話　02-29178022

製　　版　彩峰造藝印像股份有限公司
印　　刷　勁詠印刷股份有限公司
裝　　訂　明和裝訂股份有限公司

定價 新台幣360元
2020年10月